Vaccins contre la Covid-19

Le recul du charlatanisme

Amine UMLIL

Du même auteur

Le Spectre de l'Isotèle. Éditions Les 2 Encres, mai 2013

Médicament : recadrage. Sans ton pharmacien, t'es mort ! Éditions Les 2 Encres, septembre 2013

L'esprit du football : principes fondamentaux. Éditions BoD, février 2016

Ce que devient le médicament dans le corps humain. Conséquences en matière de soins. Collection « Connaître le médicament », Tome 1. Éditions BoD, juin 2016

L'équation hospitalière. De Robert BOULIN à Marisol TOURAINE. Éditions BoD, octobre 2016

Maître et Député Gilbert COLLARD, Voici pourquoi le Front National ne peut gouverner la France. Éditions BoD, février 2017

20 000. Plaise au Président de la République Française. Collection « Connaître le médicament », Tome 2. Éditions BoD, septembre 2017

Obstacles à la pharmacovigilance : Délinquance en col blanc. Inertie des pouvoirs publics. Collection « Connaître le médicament », Tome 3. Éditions BoD, décembre 2018

Vaccins contre la Covid-19 : L'impossible consentement. Rapport « Effets indésirables des vaccins contre la Covid-19 et système de pharmacovigilance *français » ; Transmis à l'OPECST suite à l'enquête demandée par le Sénat.* Éditions BoD, avril 2022

Vaccins contre la Covid-19. Secret professionnel médical : Le nouveau variant. Éditions BoD, juin 2023

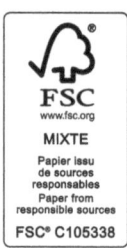

Vaccins contre la Covid-19

Le recul du charlatanisme

© 2025, Amine UMLIL

Édition :
BoD · Books on Demand,
31 avenue Saint-Rémy
57600 Forbach, bod@bod.fr

Impression :
Libri Plureos GmbH, Friedensallee 273,
22763 Hamburg (Allemagne)

ISBN : 978-2-3225-6933-5
Dépôt légal : mars 2025

Cette réflexion est élaborée et proposée sans aucun lien ni conflit d'intérêts.
(Article L.4113-13 du code de la santé publique)

« *Ils savent, mon frère, ce que je vous ai dit, qui ne guérit pas de grand-chose ; et toute l'excellence de leur art consiste en un pompeux galimatias, en un spécieux babil, qui vous donne des mots pour des raisons, et des promesses pour des effets.* »

Molière, *Le Malade imaginaire*, Acte III, scène III

« *En réalité, ce mur est sourd et muet. Je n'ai su lui parler qu'avec mon regard. Il n'a pu me répondre qu'en me laissant entrevoir de brèves images en temps réel. Des images tantôt en couleurs, tantôt en noir et blanc. Une étrange distinction qui laisserait supposer que le blanc et le noir ne seraient point des couleurs.* » (Amine Umlil, *Le Spectre de l'Isotèle*, mai 2013)

Cette nuit, j'ai fait un rêve.

J'ai rêvé de ce grand « *mur médiatique* ». Depuis le 9 juin 2022, ce gigantesque obstacle est décrit avec précision et sans détour par les députés et les sénateurs qui composent l'office parlementaire d'évaluation des choix scientifiques et technologiques (OPECST).

Dans ce rêve inédit, des feuilles en papier m'offrent plusieurs voyages dans le temps et dans l'espace. Leur contenu me transporte d'abord vers l'Italie du XVIe siècle. Plus exactement, il me dépose dans un petit bourg situé dans la province de Pérouse : *Cerreto di Spoleto*. Ce village est réputé pour les ventes de certains produits qualifiés de miraculeux. Selon la légende, ce marché de *Cerreto* serait le lieu de naissance du *ciarlatano*. Ce marchand des illusions passe son temps à *ciarlare*, c'est-à-dire à bavarder. Ce *charlatan*, ce beau parleur, tire ainsi profit de la crédulité des petites gens.

Mais, une deuxième voix me propose d'aller vers une autre direction. Elle m'oriente vers la voie africaine. Dans les images qui me sont proposées dans le désordre, je vois de la magie, voire de la sorcellerie. Cet étrange et long chemin me dessine un phénomène paranormal qui relève d'une croyance traditionnelle et occulte. Tout au long de cette improbable et incertaine traversée, je perçois nettement quelques indices, je recueille des révélations supposées, je note des divinations. Je ne peux que les observer avec une dose de curiosité, et les contempler avec un zeste d'attention. Il m'est impossible de les expliquer ou de les interpréter. Durant cet exode, j'apprends alors que dans plusieurs pays africains, le code pénal ne semble pas rester indifférent à ces rituels. Il réprime certains de ces comportements. Dans ce rêve, je découvre que cette loi africaine punit sévèrement cette pratique par des dispositions pénales qui seraient du type : « *Est puni de la réclusion criminelle de dix ans à vingt ans, quiconque s'est livré ou a participé à des pratiques de sorcellerie, de magie ou de charlatanisme, susceptibles de troubler l'ordre public ou de porter atteinte aux personnes et aux biens* ».

Mon rêve semble riche d'événements. Cette fois, une nouvelle destination me projette dans l'Antiquité. Je vois le code d'Hammourabi. Ce dernier réprime déjà les comportements déviants des médecins. Puis, je retourne en Italie. Je me rends à Rome et relis sa loi, datant de 287 avant J.-C., qui consacre la responsabilité des médecins ayant agi par ignorance ou impéritie. Un moment, je vois même Justinien avec son célèbre Digeste qui sanctionne, lui aussi, ces fautes médicales commises par ignorance ou impéritie, le mésusage d'un remède, ainsi que l'abandon d'un patient.

Puis, soudainement, je me retrouve déposé à quelques mètres du médecin Canivet et du pharmacien

Homais qui sont face à Emma et Charles Bovary. J'assiste à cette scène décrite par Gustave Flaubert. Cette femme se voit administrer un remède qui va s'avérer être un poison. Rapidement, elle se met à vomir du sang. Alors qu'elle agonise, ce médecin Canivet et ce pharmacien Homais semblent en désaccord sur la façon d'intervenir et demeurent impuissants. Mais, un médecin d'une autre dimension surgit : le docteur Larivière. Flaubert décrit son arrivée remarquée mais tardive dans cette scène : *« L'apparition d'un dieu n'eût pas causé plus d'émoi. Bovary leva les mains, Canivet s'arrêta court, et Homais retira son bonnet grec bien avant que le docteur fût entré (…) Il fronça les sourcils dès la porte, en apercevant la face cadavéreuse d'Emma, étendue sur le dos, la bouche ouverte. Puis, tout en ayant l'air d'écouter Canivet, il se passait l'index sous les narines et répétait : – C'est bien, c'est bien ».* Ce *« dieu »* de la médecine, Larivière, comprend rapidement qu'Emma est déjà condamnée, que l'administration de ce remède était contre-indiquée, et qu'il ne peut rien faire pour sauver Emma. Je me souviens alors de l'*acte III* de la *scène III* dans *Le Malade imaginaire* de Molière : *« C'est notre inquiétude, c'est notre impatience qui gâte tout, et presque tous les hommes meurent de leurs remèdes, et non pas de leurs maladies ».* Ces scènes s'éloignent. L'Italie m'appelle encore. Cette fois, je suis à Livourne juste après l'été 1764. Je découvre les nouveaux fondements de la réflexion pénale moderne. Je les découvre dans l'ouvrage de Cesare Beccaria publié sous le titre *« Des délits et des peines ».*

Mais, c'est déjà l'aube.

Je me réveille après ce long voyage. Toutefois, je ne suis pas certain de m'être réellement réveillé. Je crois même que je suis toujours enfermé dans ce rêve vraiment étrange, mouvementé, interminable, et sans issue. Durant cette longue matinée du mois de janvier 2025, je me décide enfin à lire le contenu de cette correspondance, pour le moins inattendue, que j'ai reçue depuis un certain temps.

Cette correspondance, cette nouvelle, me transmet quelques « *renseignements* ». Dès le premier regard, le contenu de ces documents capte mon attention. Cet écrit s'achève par cette phrase de remerciements qui semblent être exprimés à l'égard du pharmacien hospitalier et juriste en droit de la santé que je suis : « *Bonjour Docteur Umlil (...) vous serons éternellement reconnaissants. Très cordialement* ».

Ces nouvelles feuilles en papier m'inscrivent dans une nouvelle aventure inattendue.

Les faits, qui me sont soumis par ces documents, me propulsent vers une date précise et un lieu bien connu par les citoyens français notamment. Le temps recule jusqu'à ce jour du 18 juin 2021. Cette année 2021, les médias se focalisent sur des produits attendus depuis la survenue, en 2020, d'une nouvelle maladie. Celle-ci est présentée dans ces médias, et quotidiennement, comme étant potentiellement mortelle. Cette nouvelle et grave pathologie est baptisée *la covid-19*. Elle est causée, disent les experts, par un nouveau virus nommé *le sars-cov-2*. Alors, dans ces puissants médias traditionnels qui dominent le grand marché de l'information, ces produits attendus sont promus et vendus auprès de la population dès cette année 2020. Cette permanente publicité dans ces médias est faite auprès du public avant même la découverte, la conception et la mise sur le marché de ces produits présentés comme miraculeux.

Ces produits magiques sont qualifiés d'innovants. Ils sont appelés *les vaccins contre la covid-19*. Ils sont mis sur le marché européen, et donc français, les uns après les autres dès la fin du mois de décembre 2020. Plus précisément, ces quatre vaccins sont commercialisés par quatre laboratoires pharmaceutiques différents, et dans l'ordre suivant : celui des laboratoires *BioNTech/Pfizer*, puis celui du laboratoire *Moderna*, ensuite celui du laboratoire *Astra Zeneca*, et enfin celui du laboratoire *Janssen*. Ils sont autorisés à circuler en urgence et de façon dérogatoire par une autorisation de mise sur le marché (AMM) dite « *conditionnelle* ». Cela veut dire que les autorités sanitaires européennes et nationales attendent des preuves complémentaires concernant notamment l'efficacité et la sécurité de ces produits.

Ces quatre médicaments sont « *sûrs et efficaces* », dit la réclame. « *Tous vaccinés, tous protégés* », affirme le slogan. Le mur médiatique les présente comme des produits capables d'empêcher la transmission du virus, et de protéger contre les formes graves de la covid-19. Ils peuvent même avoir « *des effets désirables* » selon une affiche publiée par des agences régionales de santé ; cette affiche montrant deux jeunes, une fille et un garçon, qui s'embrassent langoureusement. Ce sont les produits magiques tant attendus et qui, selon le discours ambiant, permettront aux citoyens de retrouver leurs droits et libertés fondamentaux perdus. Ces petites gens, qui ne regardent, n'écoutent et ne lisent que ces médias traditionnels perçoivent et accueillent ces vaccins contre la covid-19 comme le remède de la liberté. Ils les voient comme une clé magique qui ouvre la porte des désirs, et qui permet de satisfaire des besoins d'estime.

Ce jour du 18 juin 2021, les faits se déroulent lors de la célèbre émission *Les grandes gueules*. Celle-ci est diffusée sur la chaîne de télévision de *Radio Monte-Carlo (RMC)*. Lors de cette émission, un célèbre médecin, habitué des plateaux de télévision, est invité sur cette chaîne. Ce spécialiste de la médecine générale est le docteur Jérôme Marty.

Durant cette émission, ce médecin généraliste est interrogé sur l'occurrence des effets secondaires indésirables du vaccin contre la covid-19 chez des personnes jeunes. Alors, ce médecin traitant livre une réponse pour le moins originale : « *On est maintenant avec une cohorte de gens vaccinés sur la planète qui n'a jamais été aussi importante par rapport à un produit. On a plus d'un milliard de gens qui ont été vaccinés et en temps cumulés, on a énormément de recul. On a des milliers d'années de recul sur ce vaccin en fait quand on additionne en quelque sorte le temps de chaque personne qui a été vaccinée* ». C'est ainsi que s'exclame ce docteur devant les nombreux auditeurs de *Radio Monte-Carlo (RMC)*.

« *On a des milliers d'années de recul sur ce vaccin* », dit-il.

Un autre participant à cette émission télévisée interroge, lui aussi, ce célèbre docteur Jérôme Marty. Cette fois, la question posée porte sur la pertinence des chiffres servant à un calcul du type bénéfice/risque de ces vaccins. Le docteur lui répond qu'il avait été constaté « *1 risque* » d'effets indésirables « *grave* » consécutif à l'injection d'un produit « *de type Astra Zeneca* » sur « *200 000 vaccinations* ».

Le docteur ajoute que les effets indésirables d'un vaccin apparaissent « *au plus tard dans les trois mois* » suivant l'injection.

Il est curieux de voir ce docteur choisir l'exemple du vaccin du laboratoire *Astra Zeneca*. Il aurait pu prendre comme exemple plutôt le vaccin des laboratoires *BioNTech/Pfizer*. Car, ce vaccin est le premier autorisé. C'est celui qui est le plus injecté. C'est donc lui qui offre le plus de « *recul* ».

Ces trois affirmations du docteur Jérôme Marty ne manquent pas d'interpeller, et c'est peu dire, de nombreux citoyens qui suivent cette émission télévisée. Elles déclenchent plusieurs réactions sur les réseaux sociaux en ligne, sur ces moyens de communication dits des temps modernes ; comme celui du réseau *Twitter*, devenu le réseau *X*.

Au moment de ces déclarations, le climat est déjà bien tendu. Les relations interpersonnelles, et peut-être même intrapersonnelles, sont devenues conflictuelles et électriques.

Ces propos du docteur Jérôme Marty succèdent à un ensemble d'annonces dans les médias. Ces annonces concernent des projets tendant à rendre « *obligatoire* » cette vaccination contre la covid-19, et à mettre en place un « *passeport sanitaire* » indispensable pour pouvoir accéder à plusieurs activités de la vie quotidienne ainsi qu'à divers lieux publics. Ces projets de nature coercitive sont envisagés alors que la covid-19 n'est toujours pas inscrite sur la liste des maladies à déclaration obligatoire.

Cette liste est, en réalité, une double liste. Ces deux listes fixées par voie réglementaire précisent les maladies qui doivent faire l'objet d'un signalement et/ou d'une notification pour une intervention urgente et/ou pour une surveillance particulière en raison de leur gravité ou leur contagiosité. L'inscription d'une maladie sur ces listes exige notamment que cette maladie soit grave et que son diagnostic soit confirmé par un test biologique fiable. On trouve dans ces deux listes des maladies telles que les suivantes : tuberculose, charbon, chikungunya, choléra, dengue, diphtérie, fièvres hémorragiques africaines, fièvre jaune, fièvre typhoïde et fièvres paratyphoïdes, hépatite A aiguë, infection invasive à méningocoque (méningite), légionellose, listériose, orthopoxviroses dont la variole, paludisme autochtone, paludisme d'importation dans les départements d'outre-mer, peste, poliomyélite, rage, rougeole, rubéole, typhus exanthématique, zika, saturnisme chez les enfants mineurs, infection aiguë symptomatique par le virus de l'hépatite B, infection par le virus de l'immunodéficience humaine (VIH) quel que soit le stade, tétanos. Ces maladies, elles, bien qu'inscrites sur ces deux listes, ne sont soumises à aucun passeport sanitaire qui restreint les droits et libertés fondamentaux dont la liberté de circulation des personnes.

Ce 18 juin 2021, sur le plateau de cette chaîne de télévision de *RMC*, les affirmations du docteur Jérôme Marty ne font que succéder à ces annonces de projets coercitifs. Elles précèdent également la mise en œuvre effective de ces projets.

Ces mesures coercitives deviennent une réalité. Elles sont consacrées par la loi n°2021-1040 du 5 août 2021. La mise en œuvre de cette loi me ramène notamment au Ve siècle. Cette période a vu, en Occident, l'effondrement de l'empire romain et l'installation de divers peuples germaniques. Ce changement du régime conduit à de nouvelles structures politiques et à la naissance des royaumes qualifiés de « barbares ». Ces derniers se caractérisent par la juxtaposition de deux sortes de populations : d'une part les autochtones appelés « *les romains* » ; et d'autre part les nouveaux venus – envahisseurs ou immigrants – désignés comme « *barbares* ». Chacune de ces populations possède son propre système juridique basé sur des lois *ethniques*. Et au IXe siècle, cette *personnalité des lois* est remplacée par un autre corpus juridique : celui de la *territorialité du droit*. Plusieurs siècles plus tard, cette loi du 5 août 2021 vient, elle aussi, créer deux catégories de populations bien distinctes qui vivent face-à-face. Le critère discriminatoire entre ces groupes est, cette fois, le statut vaccinal. Ces peuples sont ceux des personnes vaccinées contre la covid-19, et ceux des personnes non vaccinées contre cette maladie. En réalité, l'application de cette loi, instaurant les obligations et les sanctions, est différente selon la volonté de tel ou tel décideur de niveau local, et selon le nombre des personnes qui osent s'opposer publiquement à sa mise en œuvre effective. La violence institutionnelle et médiatique exprimée, publiquement et de façon répétée, à l'égard des personnes non vaccinées devient la règle.

Cependant, après un certain temps, quelques timides réactions commencent à s'observer ici ou là. Des personnes, qui ont initialement adhéré pour des raisons diverses à cette politique vaccinale contre la covid-19 et à ses mesures punitives, commencent à se manifester publiquement. Ces personnes sont blessées. Elles portent des séquelles définitives. Elles deviennent des invalides. Des femmes jeunes et enceintes perdent leurs enfants. Des familles voient leurs proches décéder brutalement et sans cause identifiée. Elles sont perdues dans les voies sans issues de l'errance médicale. Leurs mots sont inaudibles. Elles ne trouvent pas d'explications à leurs maux inhabituels. Elles rejoignent le camp des invisibles, celui des personnes exclues de l'espèce humaine. Mais, ces traces, ces stigmates, ces dégâts irréversibles, ces morts inexpliquées ne sont qu'une pure coïncidence selon les détenteurs de l'autorité et les médias traditionnels qui dominent l'imposant marché de l'information. C'est seulement du hasard. Aucune voix divergente n'est permise. Aucun autre avis différent n'est autorisé à affirmer, ni même à supposer, l'existence, pas même une hypothèse, d'un éventuel lien entre ces graves incidents inhabituels observés chez plusieurs êtres humains et ces nouveaux produits miraculeux. Ces injections semblent hors de portée de tout débat public, contradictoire et utile. Tout médecin, comme tout pharmacien, se trouve poursuivi puis sanctionné à la seule évocation d'un doute sur les vertus attribuées par les experts autorisés à ces remèdes magiques. Mais, souffrant et s'estimant victimes de ces effets indésirables graves, inexpliqués et survenus après l'injection magique, ces nombreuses personnes semblent vouloir sortir de leur silence, voire de leur propre déni. Elles décident de s'exprimer ouvertement, et demandent de l'aide aux personnes non vaccinées qui sont pourtant toujours exclues de l'espèce humaine. Elles parlent, donc elles existent. Elles défilent dans les rues, elles sont donc visibles. Sur les trottoirs, elles espèrent fixer les regards qui se détournent. Elles invitent les gens à regarder vers leur macabre paysage. Une pétition citoyenne s'organise alors. Elle recueille un nombre significatif de signatures. Cette pétition conduit la commission des affaires sociales du Sénat à diligenter une enquête parlementaire sur les « *Effets indésirables des vaccins contre la Covid-19 et le système de pharmacovigilance français* ». Un pas vient d'être franchi au grand regret des autorités sanitaires et politiques, et avec la désolation des stars médiatiques.

Cette enquête débute en 2022. Elle est confiée à un organe créé par la loi. Cet organisme est cet office parlementaire d'évaluation des choix scientifiques et technologiques que j'ai vu dans mon rêve. Cet office est un organe dit bicaméral, c'est-à-dire il est composé de députés et de sénateurs. Lors de cette enquête, cet office est présidé par Monsieur Cédric Villani, député et mathématicien.

Je vois cet office parlementaire m'auditionner d'abord à huis clos le 8 avril 2022 sur ce sujet d'intérêt général portant sur cette question de santé publique. À cette occasion, je remets aux parlementaires chargés de cette enquête un rapport circonstancié que j'ai rédigé en quelques jours. Ils ont apprécié mon initiative. Puis, et à la demande de certains élus et citoyens notamment, je publie ce rapport, fin avril 2022, dans un livre. Ce dernier est intitulé « *Vaccins contre la Covid-19 : L'impossible consentement* ». Ce rapport fait état notamment des données concernant l'efficacité, le risque, la composition (substance active, excipients), le procédé de fabrication, la reproductibilité des lots de ces vaccins contre la covid-19. Je n'invente rien. Je ne fais, en effet, que soumettre à ces parlementaires les données officielles et vérifiables qui sont établies et publiées par les autorités sanitaires et politiques elles-mêmes, ainsi que par les fabricants de ces produits eux-mêmes. Cet office parlementaire, créé par la loi, est donc mis, de façon certaine, en position d'apprécier souverainement la situation. Il est en mesure de vérifier la concordance, ou le décalage, entre ces données officielles écrites par ces autorités et le discours officiel de ces mêmes autorités tenu dans ces médias traditionnels dominant le marché.

Suite à ce travail fourni et apprécié d'abord dans l'intimité et dans la confidentialité du huis clos, cet office parlementaire décide de m'auditionner à nouveau le 24 mai 2022, mais cette fois publiquement et en direct du Sénat. Cette deuxième audition, diffusée en direct, est publique, contradictoire et utile. Je fais ainsi partie des trois personnes sélectionnées et invitées à cette audition en tant que « *contradicteurs* » face aux représentants de ces autorités sanitaires et politiques.

À deux reprises, ces parlementaires sollicitent donc mon expertise. Je suis interrogé en ma qualité de pharmacien des hôpitaux, praticien hospitalier depuis plus de 20 ans, ayant la responsabilité de notamment trois activités au sein du centre hospitalier de Cholet dans lequel j'exerce : la responsabilité du *centre territorial d'information indépendante et d'avis pharmaceutiques (CTIAP)* depuis 2010, celle de la *coordination de neuf vigilances sanitaires* depuis 2007, et celle de l'unité de *pharmacovigilance* depuis 2002. Dans cet hôpital public qui m'a recruté dès cette année 2002, ces trois fonctions n'existaient pas avant mon arrivée dans l'établissement. Je connais donc bien ce domaine concernant le risque médicamenteux et les accidents qu'il peut générer. Mes travaux et services rendus sont vérifiables. Quelques exemples, non exhaustifs, de ces réalisations concrètes et vérifiables permettent d'illustrer cette prétention que j'avance. Dès l'année 2005, le médecin et directrice d'un centre régional de pharmacovigilance (CRPV) atteste de mes activités d'enseignement dans ce domaine : « *Je soussigné, Dr (...), responsable du Centre Régional de Pharmacovigilance de (...), certifie que Amine UMLIL a participé et animé avec l'équipe du Centre Régional de Pharmacovigilance la formation intitulée : SEMINAIRE DE FORMATION DES CORRESPONDANTS LOCAUX OU REFERENTS DE PHARMACOVIGILANCE qui s'est déroulé le (...) 2005 au CHU [centre hospitalier universitaire] de (...)* ». Par ailleurs, suite à une déclaration spontanée de pharmacovigilance effectuée par mes soins en l'an 2007, cette responsable de ce CRPV me confie l'instruction du dossier. Ensuite, en 2008, elle m'invite à venir présenter ce dossier auprès du *comité technique national de pharmacovigilance* au sein de l'agence française de sécurité sanitaire des produits de santé (AFSSAPS), devenue l'actuelle agence nationale de sécurité du médicament et des produits de santé (ANSM). Les laboratoires pharmaceutiques concernés présents à cette réunion et l'AFSSAPS acceptent, le jour même, d'intégrer l'effet indésirable pulmonaire grave observé dans le résumé des caractéristiques du produit (RCP) et dans la notice du médicament de cardiologie suspecté à l'origine de cet effet indésirable. Ce RCP et cette notice représentent respectivement les annexes I et III de l'autorisation de mise sur le marché (AMM). Et ce n'est pas fini. En 2011, je suis convié, par trois centres régionaux de pharmacovigilance (CRPV), à venir présenter l'ensemble du processus qui a permis ce résultat concret. Ce dernier, à partir d'un cas marquant, aboutit à la mise à jour de l'information sur les effets indésirables d'un médicament. Cette information est destinée aux professionnels de santé et au public. Un troisième exemple, précis et relativement récent, est noté. En 2019, une nouvelle déclaration de pharmacovigilance, que j'ai effectuée, se termine par une publication dans une revue médicale internationale ; une publication réalisée avec notamment deux centres régionaux de pharmacovigilance (CRPV).

Cet office parlementaire d'évaluation des choix scientifiques et technologiques ne m'a donc pas auditionné, à deux reprises, par pur hasard. Ce n'est pas une coïncidence. Le 9 juin 2022, cet office publie son rapport et un compte-rendu.

Quelques jours après, soit le 22 juin 2022, un citoyen décide de déposer une plainte auprès de l'ordre des médecins. Il dénonce les affirmations tenues un an plus tôt par le célèbre docteur Jérôme Marty lors de cette émission télévisée *Les grandes gueules* diffusée sur *Radio Monte-Carlo (RMC)* ce 18 juin 2021.

L'auteur de cette plainte ordinale reproche ainsi au docteur Jérôme Marty d'avoir prétendu qu'il y avait « *des milliers d'années de recul* » sur ce vaccin contre la covid-19. Ce citoyen estime que ce médecin généraliste a confondu « *durée de recul* » avec « *nombre de personnes* » vaccinées. Il considère que ce docteur a proféré des propos scientifiquement infondés. Il affirme que ces affirmations sont contraires aux dispositions des articles R.4127-13 et R.4127-19-1 du code de la santé publique. Ces articles font partie du code de déontologie des médecins. Il accuse ce médecin traitant d'avoir contribué à vicier le consentement au vaccin de certaines personnes vulnérables.

Le premier de ces articles, à savoir le R.4127-13 du code de la santé publique, exige du médecin ceci :

« Lorsque le médecin participe à une action d'information du public à caractère éducatif, scientifique ou sanitaire, quel qu'en soit le moyen de diffusion, il ne fait état que de données confirmées, fait preuve de prudence et a le souci des répercussions de ses propos auprès du public. Il ne vise pas à tirer profit de son intervention dans le cadre de son activité professionnelle, ni à en faire bénéficier des organismes au sein desquels il exerce ou auxquels il prête son concours, ni à promouvoir une cause qui ne soit pas d'intérêt général. »

Le second de ces articles, le R.4127-19-1 du code de la santé publique visé par la plainte de ce citoyen, dispose quant à lui :

« I. - Le médecin est libre de communiquer au public, par tout moyen, y compris sur un site internet, des informations de nature à contribuer au libre choix du praticien par le patient, relatives notamment à ses compétences et pratiques professionnelles, à son parcours professionnel et aux conditions de son exercice.

Cette communication respecte les dispositions en vigueur et les obligations déontologiques définies par la présente section. Elle est loyale et honnête, ne fait pas appel à des témoignages de tiers, ne repose pas sur des comparaisons avec d'autres médecins ou établissements et n'incite pas à un recours inutile à des actes de prévention ou de soins. Elle ne porte pas atteinte à la dignité de la profession et n'induit pas le public en erreur.

II. - Le médecin peut également, par tout moyen, y compris sur un site internet, communiquer au public ou à des professionnels de santé, à des fins éducatives ou sanitaires, des informations scientifiquement étayées sur des questions relatives à sa discipline ou à des enjeux de santé publique. Il formule ces informations avec prudence et mesure, en respectant les obligations déontologiques, et se garde de présenter comme des données acquises des hypothèses non encore confirmées.

III. - Les communications mentionnées au présent article tiennent compte des recommandations émises par le conseil national de l'ordre. »

En réalité, en ce mois de juin 2022, j'ignore l'existence de cette plainte ordinale dirigée contre le docteur Jérôme Marty.

Mais, eu égard à mes fonctions affichées auprès du public et de la presse par le centre hospitalier de Cholet, je suis régulièrement sollicité par notamment les usagers du centre territorial d'information indépendante et d'avis pharmaceutiques (CTIAP) dont j'assure la responsabilité. Ces sollicitations s'accentuent depuis la mise sur le marché de ces vaccins miraculeux contre la covid-19. En particulier, je reçois des demandes me réclamant une réaction à ces propos du docteur Jérôme Marty tenus lors de cette émission de *RMC*. Ce qui relève de mes missions hospitalières d'information du public. Mais, à ce moment, mon attention est tournée vers d'autres faits.

Tout juste un mois après la publication du constat de l'office parlementaire, une brique de ce grand mur médiatique se manifeste à nouveau. En effet, le 9 juillet

2022, le journal « *Libération – CheckNews* » dénigre, publiquement, les femmes qui s'estiment victimes des effets indésirables survenus après l'injection de ces vaccins magiques. Ces femmes, elles aussi auditionnées à huis clos lors de l'enquête parlementaire, signalent des troubles du cycle menstruel. Elles s'inquiètent notamment pour leur fertilité et pour la qualité de leur vie. Mais, ce journal, lui, ose les qualifier de « *covidosceptiques* ». C'est ce même journal qui a osé publier, le 28 avril 2021, des informations qui sont pourtant contredites par ce que prévoit la loi au sens large. En 2021, ce journal intitule ainsi son article : « *Est-il vrai que des centres de pharmacovigilance ont appelé à limiter les signalements des effets secondaires des vaccins ?* ». Comme références censées apporter de la crédibilité aux informations publiées, ce journal cite d'une part le nom de la responsable du centre régional de pharmacovigilance (CRPV) Centre Val-de-Loire, qui est aussi la présidente du réseau français des 31 CRPV. Ce médecin fait partie des personnes auditionnées par les parlementaires à huis clos, ainsi que lors de l'audition publique au Sénat du 24 mai 2022. Et d'autre part, ce journal cite également Monsieur Mathieu Molimard en sa qualité de « *chef de service de pharmacologie de Bordeaux* ». Ce médecin, lui, ne fait pas partie des personnes interrogées par l'office parlementaire. Mais, comme le docteur Jérôme Marty, il est, lui aussi, un bon client des médias traditionnels qui dominent le marché. Dans cet article du 28 avril 2021, ce journal « *Libération – CheckNews* » fait alors part des reproches qui sont formulés à l'égard des professionnels de santé et des citoyens qui déclarent « *tout* » effet indésirable suspecté d'être dû à ces vaccins contre la covid-19. Ces griefs médiatiques voudraient que ces professionnels et citoyens ne signalent que des effets indésirables graves ou inattendus. Dès le 1ᵉʳ mai 2021, et dans le cadre de mes fonctions hospitalières, je réponds à ces fausses informations en rappelant ce que prévoit le code de la santé publique. Ce dernier exige que « *tout* » effet indésirable « *suspecté* » d'être dû à un médicament soit immédiatement déclaré auxdits centres régionaux de pharmacovigilance (CRPV).

C'est déjà l'été. Le repos s'impose.

Après les vacances estivales, de nombreux usagers reviennent à la charge. Ils persistent et continuent de me solliciter dans le cadre de mes fonctions hospitalières. Ils me relancent et me réclament, notamment et à nouveau, une réponse aux affirmations tenues ce 18 juin 2021 par le célèbre docteur Jérôme Marty sur ce plateau télévisé de *Radio Monte-Carlo (RMC)*. Je m'intéresse donc aux propos de ce médecin habitué des plateaux de télévision.

Et le 1ᵉʳ octobre 2022, je publie une réflexion sur ce point. Sur le site (blog) du centre territorial d'information indépendante et d'avis pharmaceutiques (CTIAP), je propose mon analyse dans un article intitulé « *Vaccin contre la Covid-19 : « des milliers d'années de recul » ?* ». L'intégralité de cet article est reproduite ci-dessous :

« « *On a énormément de recul. On a __des milliers d'années de recul__ sur ce vaccin en fait. Quand on additionne en quelque sorte le temps de chaque personne qui a été vaccinée.* » Telle est l'affirmation, concernant le vaccin contre la Covid-19, qui est soutenue par __un médecin__ dans les médias.

Suite à cette affirmation, une autre information est portée à la connaissance du CTIAP (centre territorial d'information indépendante et d'avis pharmaceutiques) du centre hospitalier de Cholet : __une épidémiologiste,__ elle aussi, médiatisée, semble venir au soutien de ce médecin. L'avis du CTIAP est sollicité sur ce que ce médecin et cette épidémiologiste ont soutenu. Cette épidémiologiste écrit ceci :

« *La notion de personnes-années est utilisée dans les études épidémiologiques.*
On calcule les "personnes-années" comme ceci : si 15 personnes ont participé à une étude pendant 20 ans, on a 300 personnes-années (15x20). Ainsi, chaque personne compte pour sa durée de suivi, une personne suivi [e] 6 mois compte pour 0,5 et une personne suivie 2 ans compte pour 2. On décrit ainsi le nombre total de personnes années dans l'étude. Dans le cadre des vaccins contre le SARS-COV-2 [Covid-19], si on additionne le suivi de toutes les personnes vaccinées **on a donc bien des millions de personnes années**. *On peut donc avoir des millions de personnes-années alors même que chaque personne n'est suivie qu'un temps limité.* »

Une telle notion de « *personnes-années* » pourrait relever d'une fiction scientifique qui témoigne du décalage entre la réalité et les dérives de certains raisonnements. Elle ne saurait prospérer dans le domaine concernant l'évaluation notamment clinique d'un médicament (vaccin ou autre). Elle semble supposer que les personnes humaines sont toutes identiques, qu'elles réagissent toutes de la même manière face à un médicament. Elle semble nier l'existence des facteurs de risque propres à chaque individu. Elle semble ignorer la réalité des effets indésirables notamment imprévisibles, et en particulier ceux à moyen et à long terme. Elle est contredite par les enseignements dispensés par l'Histoire des médicaments.

Cette notion de « *personnes-années* » ne semble pas avoir été évoquée, non plus, par les autorités *ad hoc*. Concernant par exemple le vaccin contre la Covid-19 des laboratoires *BioNTech/Pfizer*, le 24 décembre 2020, la haute autorité de santé (HAS) constate que les résultats des essais cliniques **« *ont un recul de 1,5 mois* »** seulement. C'est la durée d'évaluation en **« *mois* »**, et non pas en **«** *personnes-années* **»**, qui est utilisée en pareilles circonstances. De même et pour ne citer qu'un autre exemple, le 23 juillet 2021 dans un message publié sur le réseau social *Twitter*, le journal *Le Parisien* révèle ce que le ministre de la santé, Monsieur Olivier VÉRAN, aurait affirmé à ce journal : « *Si les effets secondaires [indésirables] n'apparaissent pas après **2 à 6 mois** d'utilisation, il n'y a pratiquement aucun risque qu'ils surviennent plus tard. Il n'y a aucun risque d'infertilité* ». Au-delà de la discussion sur le caractère exact ou non d'une telle affirmation du ministre, là encore c'est la durée d'évaluation en **«** *mois* **»**, et non en **«** *personnes-années* **»**, qui est utilisée. Un troisième exemple est livré par la directive 2001/83/CE du Parlement européen et du Conseil du 6 novembre 2001 instituant un code communautaire relatif aux médicaments à usage humain ; selon cette directive, le « ***laps de temps nécessaire*** *pour démontrer que l'usage médical d'un composant d'un médicament est bien établi ne peut cependant pas être inférieur à **dix ans** comptés à partir de la première application systématique et documentée de cette substance en tant que médicament à l'intérieur de la Communauté* ». L'unité de mesure est donc le **« mois »**, l'**« année »**, et non pas ladite **«** *personnes-années* **»**. D'autres exemples sont disponibles.

Même les médicaments, qui bénéficient d'une durée d'évaluation de <u>**plusieurs années**</u> dans le cadre des essais pré-cliniques (chez l'animal) et clinique (chez l'Homme) avant leur commercialisation et eu égard aux limites qualitatives et quantitatives de ces essais qui précèdent l'octroi de l'autorisation de mise sur le marché (AMM), **doivent toujours être considérés comme insuffisamment évalués** au moment de leur commercialisation. Et **c'est ce qui a toujours été enseigné** dans des facultés, dans des centres hospitaliers universitaires (CHU), dans des centres régionaux de pharmacovigilance (CRPV) notamment.

Ladite Histoire des médicaments précitée nous rappelle que la surveillance, après commercialisation du médicament, doit concerner aussi bien les récents que les anciens produits. Trois exemples extrêmes permettent d'illustrer ces faits : la tolcapone (TASMAR®) a été suspendue du marché **deux mois** seulement après sa commercialisation en 1998, à cause d'hépatites fulminantes fatales. L'amineptine (SURVECTOR®) a été retiré **21 ans** après sa commercialisation en 1978 malgré des cas graves de pharmacodépendance observés depuis longtemps. Et, il a fallu **60 ans** pour découvrir la néphrotoxicité (toxicité au niveau des reins) des fortes doses des analgésiques comme la phénacétine. On parle toujours en « **mois** », en « **années** »... et non en « *personnes-années* ». Si l'on suit le raisonnement de ce médecin et de cette épidémiologiste, le « *recul* » de ces médicaments serait alors de l'ordre de l'*"année-lumière"*.

Si vraiment cette notion de « *personnes-années* » est pertinente, ses utilisateurs seraient en mesure de répondre sans difficulté aucune aux questions suivantes notamment (non exhaustives) : Quels sont les risques à court, à moyen et à long terme pour les enfants qui ont été exposés *in utero* (pendant leur conception depuis la fécondation – ce qui concerne donc aussi bien la femme (mère) que l'homme (père) – et durant la grossesse) ? Pourraient-ils également rassurer les personnes concernées quant à l'absence de tout risque d'effets indésirables qui pourraient être transmis aux générations non-exposées directement au vaccin contre la covid-19 ? Pourraient-ils affirmer, avec certitude, que l'avenir ne sera pas concerné par des « *filles vaccin contre la Covid-19* » et par des « *fils vaccin contre la Covid-19* » comme cela s'est produit, par exemple, avec le diéthylstilbestrol (DES, DISTILBÈNE®) dont la prise pendant la grossesse a eu des effets nocifs durant des décennies et sur la descendance dont la « *3ème génération* » ?

Faire croire à la population qu'un médicament (vaccin ou autre) a beaucoup – **« des milliers, des millions... d'années de recul »** – en convoquant des notions insaisissables par des personnes vulnérables, et inappropriées en l'espèce, ne peut que heurter l'exigence d'une information « *loyale, claire et appropriée* » ; cette obligation d'information étant consacrée par la loi (au sens large). Une telle méthode est de nature à vicier le consentement des personnes. Elle est donc susceptible de porter atteinte à la dignité de la personne humaine. Or, de notre corpus juridique composé de textes nationaux (français), européens et internationaux contraignants tels que la Convention d'Oviedo et la Charte des droits fondamentaux de l'Union européenne, il ressort que « *la dignité humaine est inviolable* » et qu'« *elle doit être respectée et protégée* ».

Plus généralement, une discipline notamment scientifique qui ne répond pas aux attentes réelles des personnes humaines, qui ruse avec ses principes, qui refuse de voir les problèmes concrets et quotidiens des gens, qui s'écarte du bon sens... est une discipline décadente, atteinte, moribonde. »

Telle est donc mon analyse publiée ce 1ᵉʳ octobre 2022.

L'auteur de la plainte ordinale, visant les propos du docteur Jérôme Marty sur le plateau de *RMC*, semble avoir découvert notamment l'existence de ce site du centre territorial d'information indépendante et d'avis pharmaceutiques (CTIAP). Il avait déjà découvert mon existence depuis mon audition publique au Sénat.

Le 11 octobre 2022, ce citoyen transmet un mémoire complémentaire à la chambre de discipline de première instance d'Occitanie de l'ordre des médecins. Mais, il est loin d'imaginer ce que lui réservent le docteur Jérôme Marty et son avocat. Ce médecin se défend.

Je poursuis ma lecture de ces feuilles en papier inattendues, que je décide enfin de consulter en ce mois de janvier 2025. Leur exploration me révèle la suite de l'affaire.

Le 23 octobre 2022, par l'intermédiaire de son avocat, ce célèbre docteur Jérôme Marty dépose un mémoire en défense. Vigoureusement, il tente de répondre aux griefs formulés par le citoyen auteur de la plainte. Se sentant sans doute bien accompagné par son conseil juridique, le docteur demande à la chambre de discipline de rejeter la plainte de ce citoyen qui ose l'attaquer sans même solliciter les diligences d'un avocat. Le docteur Jérôme Marty demande également à ce juge de la santé de condamner ce citoyen à une amende civile de 3 000 euros pour plainte abusive en application de l'article R.741-12 du code de justice administrative. Il réclame aussi qu'il soit condamné à lui verser la somme de 3 000 euros sur le fondement de l'article L.761-1 du même code.

Pour sa défense, et pour répondre aux accusations formulées par ce citoyen, le docteur Jérôme Marty explique que, au cours de l'émission de *RMC* du 18 juin 2021, il a tenu des propos plus détaillés et explicites que ceux que lui reproche ce citoyen. Comme preuve, il donne une clé USB qui contient l'enregistrement de l'émission. Il soutient que durant cette émission de télévision *Les grandes gueules*, il a rappelé qu'il existait à cette date une cohorte de gens vaccinés sur la planète qui n'avait jamais été aussi importante pour un produit, et qu'il a utilisé le concept de « *personnes-années* » bien connu des épidémiologistes qui permet de calculer le taux d'incidence d'une maladie. Il ajoute que ce concept résulte de la multiplication de la durée de suivi d'une personne non malade pendant un an par le nombre de personnes suivies. Il poursuit en disant que le 18 juin 2021, la France était à six mois de vaccination de sa population, et 1 688 981 personnes dans le monde avaient reçu une première dose de vaccin.

Et ce n'est pas tout. Bientôt, ce citoyen aventurier va sentir le poids des soutiens de ce célèbre docteur Jérôme Marty. Ce dernier aurait versé au dossier deux écrits qui porteraient le tampon de son avocat. Ces récits semblent être des témoignages. Ces écritures seraient rédigées par trois professeurs : Madame Dominique Costagliola, ledit Monsieur Mathieu Molimard, et Monsieur Francesco Salvo.

Selon cette correspondance que je découvre en ce mois de janvier 2025, l'un de ces deux documents est attribué au professeur Dominique Costagliola. Celle-ci est la célèbre épidémiologiste citée dans mon article du 1er octobre 2022 et bien connue de ces médias traditionnels qui dominent le marché de l'information. Le second document est attribué au professeur Mathieu Molimard et au professeur Francesco Salvo.

Ce professeur Mathieu Molimard est ce médecin, qui serait pneumologue, cité comme une référence dans l'article précité du 28 avril 2021 du journal « *Libération – CheckNews* ». C'est cet article de presse qui a diffusé des fausses informations sur les modalités de déclaration en pharmacovigilance des effets indésirables suspectés de ces vaccins contre la covid-19. Ces informations sont illégales, puisque contredites par ce que prévoit le code de la santé publique.

Ces témoignages de ces trois professeurs viennent donc étayer, soutenir et approuver les trois affirmations litigieuses tenues ce 18 juin 2021 par le célèbre docteur Jérôme Marty sur le fameux plateau télévisé de l'émission *Les grandes gueules* de *Radio Monte-Carlo (RMC)*. Autant dire que la partie semble perdue pour le citoyen qui se trouve, seul, face à ce bloc de professeurs et de célébrités du domaine. Ce citoyen peut prendre peur à la seule lecture des précisions mentionnées sous les noms de ces sauveurs du docteur Jérôme Marty.

Sous le nom de Madame Dominique Costagliola, est indiqué « *Directrice de Recherche émérite à l'INSERM, Membre de l'académie des Sciences, Membre de la commission nationale de pharmacovigilance de 2001 à 2007* ».

Sous le nom du deuxième médecin, le professeur Mathieu Molimard, est mentionné « *Chef du service de pharmacologie médicale du CHU [centre hospitalier universitaire] de Bordeaux, Président honoraire du Collège national de Pharmacologie médicale, Ancien Président de la Commission Nationale de 1ère instance pour l'obtention du droit d'exercice dans une spécialité non qualifiante « Pharmacologie clinique et évaluation des thérapeutiques »* ».

Et sous le nom du troisième sauveur, le professeur Francesco Salvo, est précisé « *Responsable du Centre régional de Pharmacovigilance du CHU de Bordeaux, Coordinateur national du suivi de la sécurité du vaccin Comirnaty [vaccin contre la covid-19 des laboratoires BioNTech/pfizer], Membre du conseil d'administration de la Société Internationale de PharmacoVigilance (ISOP), Responsable du master Européen de Pharmacovigilance / Pharmacoépidémiologie (Eu2P)* ».

Face à de telles mentions sur le papier, le citoyen auteur de la plainte ne peut que douter de la pertinence de sa démarche auprès de ce juge ordinal. D'autant plus que le docteur Jérôme Marty sort l'argument réflexe de l'autorité médicale et appuie avec vigueur en soutenant que ce citoyen, lui qui a osé l'attaquer devant ce juge, ne dispose en réalité d'aucune compétence en matière de pharmacovigilance. Il estime donc que cette plainte est abusive.

Ce citoyen, sans doute tétanisé par le revirement que semble prendre cette affaire et peut-être déstabilisé par la somme de 6 000 euros qu'il pourrait bien être contraint de verser au docteur Jérôme Marty, finit par réagir après quelques mois de silence. Le 20 juin 2023, il adresse au juge un mémoire en réplique. En réalité, ce mémoire n'est une réplique que par son nom, que par sa forme. Au magistrat de l'ordre administratif qui préside cette chambre de discipline ordinale de première instance composée par ailleurs de médecins, ce citoyen fait savoir qu'il se désiste de sa plainte dirigée contre le docteur Jérôme Marty. Il la retire, mais sous réserve, précise-t-il, que ce médecin abandonne ses prétentions financières. La crainte de perdre ce procès et de devoir payer une telle somme d'argent, à savoir les 6 000 euros, fragilise sa détermination. Manifestement, il ne semble pas avoir les moyens pour s'adjuger les diligences d'un avocat, et pour payer une telle somme. Il semble bien isolé face aux moyens et à la puissance de frappe de la partie adverse.

À l'inverse, le docteur Jérôme Marty, lui, refuse fermement ce désistement. Il n'entend pas renoncer à ses prétentions financières. Et avec ce désistement adverse annoncé, il se sent encore plus fort. Alors, il fait en sorte que la procédure soit maintenue par le juge.

Le 24 juillet 2023, le docteur Jérôme Marty, assisté de son avocat, rejette donc ce qui ressemble à une proposition de conciliation formulée par ce citoyen pris dans un piège. Ce médecin généraliste persiste donc et maintient ses précédentes écritures et prétentions. Il veut un procès et argumente dans ce sens. Le juge disciplinaire fait droit à sa demande. Il fixe la date de l'audience publique. Celle-ci aura lieu le 7 novembre 2023.

Je ne sais toujours pas si ce que je lis relève de ce rêve qui me fait voyager depuis plusieurs heures, ou d'un mythe, ou d'une comédie, ou d'une réalité. En tout cas, je continue ma découverte des lignes de ces documents qui me sont envoyés. Brutalement, sur celui cosigné par les deux grands médecins, je vois apparaître les lettres composant mon nom, et l'un de mes onze diplômes.

Sur ce support commun qui s'apparente à un témoignage en faveur du célèbre docteur Jérôme Marty, les professeurs Mathieu Molimard et Francesco Salvo semblent s'intéresser à ce que j'ai pu dire ou écrire dans le cadre de mes fonctions hospitalières sur le sujet qui occupe cette instance ordinale. Je suis associé à cette affaire malgré moi. Encerclé, le citoyen auteur de la plainte semble avoir utilisé mes analyses publiées afin de se défendre face à cet imposant et écrasant groupe de médecins. Il y a lieu de préciser que durant mon long parcours hospitalier et universitaire, je n'ai jamais croisé ces deux professeurs qui me ciblent. Je n'ai jamais été amené à travailler avec eux ni dans les centres hospitaliers universitaires (CHU), ni dans les centres hospitaliers, ni dans les centres régionaux de pharmacovigilance (CRPV), ni dans les facultés de pharmacie, ni dans les facultés de droit, ni à l'école des hautes études en santé publique, ni même sur les terrains de football ou sur les tatamis de karaté shotokan que j'ai dû fréquenter ici ou ailleurs. Je n'ai découvert l'existence virtuelle du docteur Jérôme Marty et du professeur Mathieu Molimard que lors de leurs attaques qu'ils ont formulées à mon encontre sur le réseau social *Twitter* (actuellement *X*). Quant au professeur Francesco Salvo, je découvre son existence et ses fonctions ce mois de janvier 2025 en lisant ce témoignage qui me cite, et qui me dénigre durant cette audience publique et en mon absence.

La première chose grossière qui interpelle dès le début de la lecture, de ce témoignage commun des professeurs Mathieu Molimard et Francesco Salvo, est sa forme. Il semblerait que la forme fait remonter le fond. Le texte de ce témoignage semble fâché avec la langue française. Sa lecture n'est pas vraiment aisée et fluide. Elle est régulièrement interrompue par des dos d'âne et des cassis. Elle est rythmée par des fautes de frappe, de ponctuation, de grammaire, de syntaxe. Malgré tout, avec de la volonté et en persévérant, il est possible de tenter de déchiffrer le fond de ce qu'affirment ces deux soutiens du docteur Jérôme Marty. Dans ce témoignage commun, ces deux professeurs donnent leur avis sur « *l'assertion* » du docteur Jérôme Marty que ce dernier a tenue lors de l'émission grand public du 18 juin 2021 diffusée par *Les grandes gueules* sur *RMC*.

Après avoir pris soin de rappeler cette « *assertion* » selon laquelle « *d'un côté vous avez un risque de 1/200*

000 de faire un effet secondaire grave avec un vaccin de type Astra Zeneca et de l'autre... », ces deux professeurs livrent leur analyse : « *Cette assertion de la très grande rareté des effets indésirables graves avec le vaccin Astra Zenaca parfaitement exacte* ». Ils veulent dire *Astra Zeneca*. Et, ils oublient de mettre un verbe dans cette phrase.

Les professeurs Mathieu Molimard et Francesco Salvo poursuivent en indiquant : « *En juin 2021 étaient seulement disponible pour la France les données du rapport de pharmacovigilance du vaccin Astra Zeneca des CRPV de Rouen et Amiens N°13 juin 2021* ». Là, le mot « *disponible* » aurait dû nécessairement s'écrire au pluriel : « *disponibles* » ; car il concerne lesdites données.

Je vous le disais, il y a des dos d'âne et des cassis. Ce témoignage est pourtant destiné à une chambre de discipline de l'ordre des médecins qui est présidée par un magistrat de l'ordre administratif. Ce qui aurait dû nécessiter un minimum de soin dans sa rédaction par ces deux professeurs. Dans ce qui suit, je ne corrige plus les autres fautes qui sont enregistrées dans ce témoignage.

Dans cet écrit versé au dossier disciplinaire par le docteur Jérôme Marty, ces deux professeurs soutiennent notamment : « *En juin 2021 étaient seulement disponible pour la France les données du rapport de pharmacovigilance du vaccin Astra Zeneca des CRPV de Rouen et Amiens N°13 juin 2021 (...). Dans ce rapport le taux d'incidence n'était pas encore connu et seule une approche par le taux de notification était possible avec ses limités [limites]. Le taux de notification d'un effet indésirable grave dûment reconnu comme un effet indésirable spécifique de ce type de vaccin et médicalement grave la thrombose avec thrombopénie, est inférieur à 1/200 000 injections dans l'indication retenue restreinte aux plus de 55 ans depuis mars 2021 et* donc le jour de l'émission en juin 2021 (…) ».

Le citoyen et auteur de la plainte, lui, aurait avancé le chiffre de « *164 cas d'effets indésirables graves pour 200 000* ».

Mais, les deux professeurs Mathieu Molimard et Francesco Salvo l'accusent ainsi : « *Le chiffre avancé par (…) [le citoyen auteur de la plainte] de « 164 cas d'effets indésirables graves pour 2000000 » ne correspond à rien de réel.* ». Je crois qu'ils veulent dire « 200 000 », mais ils ne semblent pas à un zéro près.

Concernant la notion, disputée lors de ce litige, de « *personnes-années* » qui est mise en avant par le docteur Jérôme Marty, ces deux professeurs, Mathieu Molimard et Francesco Salvo, affirment : « *Concernant l'expression en patient-année. Le docteur Marty exprime le recul en personne-année avec dans la phrase complète : « on n'a des milliers d'années de recul sur ce vaccin, en fait, quand on additionne en quelque sorte le temps de chaque personne qui a été vaccinée »*. Et, ils jugent de la façon suivante : « *L'information pédagogique est scientifiquement valide, mesurée, prudente et loyale et elle est de plus complétée pour ceux qui n'auraient pas compris la notion de personne-année par le complément d'information de précaution : « Alors vous dire qu'il n'y aura pas des choses qui apparaîtront, des effets secondaires dans des années et des années, clairement on ne le sait pas ». Il n'y a donc pas dans les propos du Dr Marty de volonté de tromper sauf si on suit (…) [le citoyen auteur de la plainte] en sortant un bout de phrase de son contexte* ».

Ces deux professeurs continuent et indiquent : « *La notion de bénéfice et de risque est parfaitement exposée avec la présentation factuelle des risques de la Covid. Le risque lié à la vaccination est limité dans le temps et on considère que la quasi-totalité des effets indésirables quel* que soit le vaccin se révèlent dans les 2 mois et au maximum 6 mois, ce qui correspond à la durée de la réaction immunitaire ».

Et là, ces deux professeurs, Mathieu Molimard et Francesco Salvo, me qualifient de la manière suivante : « Le docteur en Pharmacie Monsieur Ulmil, cité en référence et figure des antivaccins, n'a aucune qualification en pharmacovigilance même s'il s'attribue une unité dite de pharmacovigilance au CH [centre hospitalier] de Cholet, cette unité n'a pas de reconnaissance dans le système de pharmacovigilance et le titre de docteur en pharmacie ne donne pas la qualification en pharmacologie ou en pharmacovigilance ».

Manifestement, ces professeurs Mathieu Molimard et Francesco Salvo éprouvent quelques difficultés à écrire correctement mon nom aussi. Et visiblement, ces deux médecins semblent totalement méconnaître la formation initiale et continue des pharmaciens, en particulier en pharmacologie. Je devrais dire dans les domaines des différentes pharmacologies, car il y a plusieurs pharmacologies. Ils ignorent notamment que la pharmacologie est une discipline intrinsèque au diplôme de docteur en pharmacie, et je ne parle même pas du diplôme d'études spécialisées que j'ai acquis à l'issue de mes quatre années d'exercice hospitalier et universitaire en tant qu'interne en pharmacie dans les plus grands centres hospitaliers universitaires (CHU) français. En général, et contrairement à un médecin dont le cursus initial ne lui permet de suivre que quelques cours sommaires sur les médicaments qui se limitent à quelques maigres heures, le pharmacien, lui, n'a pas besoin de suivre une formation complémentaire pour pouvoir prétendre au titre de pharmacologue ou à un tel ou tel certificat, du moins à la maîtrise des pharmacologies. Un vrai pharmacien est de fait automatiquement titulaire de ce titre de *pharmacologue* qui est souvent et fièrement affiché par ce médecin Mathieu Molimard, et par les médias traditionnels dominants qui l'invitent. Quant à la pharmacovigilance, ma formation hospitalo-universitaire et les travaux concrets effectués, les résultats tangibles et vérifiables obtenus, les publications réalisées dans des revues avec comités de lecture, les témoignages et attestations établis par notamment diverses autorités nationales et par plusieurs directeurs d'établissements de santé, les constats des corps d'inspection dont l'inspection générale des affaires sociales (IGAS), les écrits de plusieurs centres régionaux de pharmacovigilance (CRPV) français, les retours des usagers et des associations agréées des patients, etc. attestent de mes performances dans ce domaine. Et c'est sans doute la raison pour laquelle l'office parlementaire a sollicité, à deux reprises, mon expertise. À l'inverse, ces deux professeurs eux, et en particulier le médiatique et célèbre Monsieur Mathieu Molimard, n'étaient pas invités à participer à l'enquête contradictoire menée en 2022 par cet office parlementaire d'évaluation des choix scientifiques et technologiques ; enquête qui a porté justement sur les « *Effets indésirables des vaccins contre la covid-19 et le système de pharmacovigilance français* ».

Il semblerait que ce citoyen auteur de la plainte ordinale ait également évoqué ce que le VIDAL® a publié concernant le délai d'apparition d'un effet indésirable après l'injection d'un vaccin ; une publication que j'ai citée dans l'un de mes articles proposés au public. Cette publication du VIDAL® date du 23 septembre 2013. Elle s'intitule « *Vaccin PANDEMRIX et narcolepsie : risque très faible mais confirmé* ». Elle soutient que « *les délais moyens d'apparition des premiers symptômes chez les* adultes étaient de 4,7 mois (2 jours à 2,5 ans), et de 3,9 mois (15 jours à 1,3 an) chez les enfants et les adolescents ». Sur ce point, ces deux professeurs, Mathieu Molimard et Francesco Salvo, semblent rejeter le constat selon lequel un effet indésirable peut survenir au-delà des 2 à 6 mois évoqués par eux. Dans leur témoignage, ils viennent révéler l'étendue de leur pédagogie et de leur clarté ; attention, accrochez-vous, leur témoignage livre ce qui suit : « Il semble confondre dans son exposé un médicament pris de manière chronique et un vaccin en administration unique éventuellement répétée, le type d'exposition et le risque n'est pas le même. Dans le cas du Pandemrix et de la narcolepsie, le délai médian entre la vaccination et la somnolence diurne excessive est de 2,5 mois (interquartile 1,2-4,5) avec une méthode qui considérait le mois suivant si le jour précis du début n'était pas connue (ce qui est dans la plupart des cas selon les auteurs) ce qui artificiellement augmente le délai relevé (...). Présenter des délais moyens pour les cas rapportés n'est pas correct pour une distribution normale et tend dans ce cas à augmenter les délais. De plus, la narcolepsie peut survenir indépendamment de la vaccination (notamment lors d'un épisode de grippe) et la causalité de la vaccination notamment dans un épisode survenu 2,5 ans plus tard et qui tire beaucoup la moyenne est loin d'être établie. L'affirmation « d'effet secondaires... jusqu'à 2,5 ans après » est donc trompeuse. Les auteurs du rapport de l'étude ANSM Narcoflu se gardent bien de parler de causalité mais bien d'une association et concluent leur publication de ce rapport par : « la possibilité que certains biais aient participé à cette association ne peut être complètement exclue ». Qui a compris ?

Par contre, et par exemple, la méthodologie de

l'essai clinique (chez l'être humain) ayant évalué le rapport bénéfice/risque de ces vaccins miraculeux contre la covid-19 ne semble pas inquiéter ces deux professeurs. Ils ne semblent pas préoccupés non plus lorsque le rôle de ces nouveaux vaccins magiques contre la covid-19 est d'emblée et fermement écarté malgré le constat de nombreux effets indésirables graves tels que des décès ou des cécités. Ces effets indésirables restent pourtant inexpliqués. Ils sont étiquetés de cause inconnue. Il s'agirait probablement d'une cause extra-terrestre non identifiée.

Enfin, ces deux professeurs Mathieu Molimard et Francesco Salvo terminent leur témoignage commun par la conclusion suivante : « *On peut donc considérer que les propos du Dr Marty sont scientifiquement valides, mesurés, prudent [s] et loyaux, incitant [à] une vaccination qui a démontré son bénéfice et son rapport bénéfice risque favorable indiscutable selon les données scientifiques et les recommandations des différentes autorités médicales et société [s] savantes. Inversement on peut se demander si la plainte de (...) [citoyen] qui reprend de manière argumentée mais trompeuse le discours récurrent des désinformateurs antivaccins n'a pas vocation à vouloir bâillonner le Dr Marty qui a osé pendant toute la pandémie défendre les faits et la santé publique* ».

De son côté, Madame le professeur Dominique Costagliola, elle, ne formule aucune attaque ciblant des personnes. Elle se limite à livrer son avis sur ce sujet querellé lors de cette instance disciplinaire. Elle soutient notamment : « *Dans le cas des vaccins, on peut noter, comme Paul Offit, directeur du « Vaccine Education Center at Children's Hospital of Philadelphia (...) que les effets indésirables reconnus comme associés à une exposition vaccinale surviennent dans les 2 mois qui* suivent l'exposition. On peut par précaution surveiller plus particulièrement la période de 6 mois qui suit une exposition ». Elle ajoute : « *Dans toute l'histoire de la médecine, aucun produit de santé n'a été scruté comme les vaccins anti-Covid-19 avec une pharmacovigilance très active et de très nombreuses études observationnelles, qui sont les plus à même de détecter les évènements rares voire très rares associés à l'exposition aux vaccins* ». Manifestement, nous n'avons pas la même définition de la pharmacovigilance « *active* » qui ne saurait, en aucun cas, se confondre avec la pharmacovigilance dite « *passive* ». Cette dernière repose sur les déclarations « *spontanées* ». Le professeur Dominique Costagliola poursuit en indiquant : « *Les effets indésirables suspectés ont tous été remonté [s] rapidement, même si leur validation comme effet reconnu, pour les évènements qui ont été reconnu [s], a pris plus ou moins de temps selon leur gravité et leur nature* ». Elle continue : « *Il faut noter qu'à aucun moment les rapports de pharmacovigilance de l'ANSM sur les vaccins anti-COVID19 ne font un rapport entre un nombre d'évènements déclarés et un dénominateur, les auteurs de ces rapports ne présentent aucun taux. En particulier, il n'y a aucun calcul de taux (...). C'est seulement [le citoyen auteur de la plainte] qui fait ce calcul et il lui appartient mais il ne provient pas d'un document de l'ANSM* ». Et après avoir expliqué à nouveau cette notion litigieuse de « *personnes-années* », elle réaffirme son approbation à l'égard des propos du docteur Jérôme Marty : « *il y a bel et bien, en quelque sorte, je cite le Dr Marty, des millions d'années de recul sur ces produits de santé tant en raison du nombre d'exposés que de la durée écoulée depuis leur exposition que par la façon dont leur sécurité d'emploi a été décortiquée* ».

Les « *milliers d'années de recul* », affirmés par le docteur Jérôme Marty, se transforment donc en « *des millions d'années de recul* » sur ces produits fantastiques.

Je vous le disais, je ne sais toujours pas s'il s'agit d'un rêve, d'un mythe, d'une comédie, ou d'une réalité. Mais, en tout état de cause, je poursuis ma découverte de cette affaire.

Aussi, et conformément à son souhait, le célèbre docteur Jérôme Marty a-t-il eu son procès public. Et cela malgré la proposition de conciliation proposée par ce citoyen auteur de la plainte qui s'est senti brusquement tout petit. Ce citoyen se trouve brutalement encerclé et serré par cette équipe de célébrités médicales dans cette instance disciplinaire où les juges sont, eux aussi, des médecins. Un citoyen au milieu de blouses blanches qui ne semble disposer d'aucun soutien, excepté peut-être de quelques écrits d'un apothicaire hospitalier et juriste en droit de la santé. L'épreuve est terminée. Les dés sont jetés. Il ne reste donc plus qu'à attendre le délibéré.

Après cette audience publique et contradictoire du 7 novembre 2023, la décision sera prise, et rendue publique, par cette chambre de discipline de première instance d'Occitanie de l'ordre des médecins.

Finalement, et par affichage, cette décision est rendue publique le 11 décembre 2023. Elle est transmise au docteur Jérôme Marty et à son avocat, au citoyen auteur de la plainte, au conseil national de l'ordre des médecins, au conseil départemental de la Haute-Garonne de l'ordre des médecins, au directeur de l'agence régionale de santé d'Occitanie, au procureur de la République près le tribunal judiciaire de Toulouse, au ministre chargé de la santé.

Malgré la célébrité du docteur Jérôme Marty, cette décision n'aurait pas intéressé les médias. Et, *a minima*, il y a lieu de s'interroger si l'émission *Les grandes gueules* du plateau télévisé de *Radio Monte-Carlo (RMC)* est informée d'une telle décision marquante qui réserve quelques surprises. Cette célèbre émission de télévision est directement concernée par les faits reprochés à son bon client, le docteur Jérôme Marty. Mais, rien dans cette aventure ne permet de répondre à cette question.

Je me mets à contempler les considérants retenus par ce juge professionnel des médecins. La surprise est de taille. En réalité, il y a deux surprises. Il y aurait une bonne nouvelle, et une nouvelle qui est pour le moins inattendue voire étrange à première vue.

Sans détour, et comme voulu par le docteur Jérôme Marty, cette chambre de discipline de première instance d'Occitanie de l'ordre des médecins juge la plainte de ce citoyen recevable. Cela veut dire que le juge peut donc commencer à examiner le fond de l'affaire. Cela pourrait ne pas arranger ce citoyen aventurier. Ce dernier pourrait bien voir ses craintes de payer ladite somme réclamée de 6 000 euros se réaliser, si sa plainte est rejetée. Le juge entame alors l'analyse des faits, des griefs formulés par ce citoyen, les réponses versées en défense par le docteur Jérôme Marty, et les témoignages des trois professeurs Dominique Costagliola, Mathieu Molimard et Francesco Salvo qui sont en faveur du docteur Jérôme Marty.

Concernant la première affirmation litigieuse du docteur Jérôme Marty, le juge retient :

« 3. *Il résulte de l'instruction que, interrogé sur l'occurrence d'effets secondaires du vaccin contre la Covid-19 sur des personnes jeunes, le docteur Jérôme Marty a, sur le plateau de l'émission « Les grandes gueules » le 18 juin 2021, répondu « on est maintenant avec une cohorte de gens vaccinés sur la planète qui n'a jamais été aussi importante par rapport à un produit. On a plus d'un milliard de gens qui ont été vaccinés et en temps cumulés, on a énormément de recul. On a des milliers d'années de recul sur ce vaccin en fait quand on additionne en quelque sorte le temps de chaque personne qui a été vaccinée ».* Si le docteur Marty expose qu'il a entendu ainsi s'appuyer sur le concept de « personne-année » utilisé dans les études épidémiologiques destinées à calculer le taux d'incidence d'une maladie, il n'est toutefois pas contesté qu'un tel concept n'était pas, à l'époque des faits, répandu auprès du grand public, et que les autorités sanitaires chargées pourtant d'inciter la population à la vaccination ne l'employaient pas dans leur communication. Aussi, la présentation de ce concept telle qu'elle a été énoncée par le docteur Marty (« quand on additionne en quelque sorte le temps de chaque personne qui a été vaccinée ») fût-ce sur une chaîne de divertissement sans visée scientifique, a pu, à bon droit, apparaitre à (…) [au citoyen auteur de la plainte] comme trop approximative et trop succincte pour permettre à un public non initié d'en saisir la portée et de consentir à la vaccination de manière objectivement éclairée. »

« 1 » pour le citoyen et le pharmacien-juriste / « 0 » pour le docteur Jérôme Marty et ses trois professeurs Dominique Costagliola, Mathieu Molimard, Francesco Salvo.

Concernant la deuxième et la troisième affirmations litigieuses du docteur Jérôme Marty, le juge retient :

« 4. Il résulte de l'instruction que, interrogé par un autre participant à l'émission précitée du 18 juin 2021 sur la pertinence des chiffres servant à un calcul du type bénéfice/risque des vaccins contre la Covid-19, le docteur Marty a répondu qu'il avait été constaté 1 risque d'effet secondaire grave consécutif à l'injection d'un produit « de type Astra Zeneca » sur 200 000 vaccinations. Il n'est pas contesté que l'agence nationale de sécurité du médicament a publié, le 10 juin 2021, la synthèse de l'enquête nationale menée auprès de tous les centres régionaux de pharmacovigilance d'où il ressort que, à cette date, 4680 effets indésirables graves avaient été déclarés après 5 691 000 injections du vaccin Astra Zeneca, soit 164 cas pour 200 000. Ainsi, la réponse du docteur Marty peut à bon droit être regardée par (...) [le citoyen auteur de la plainte] comme manquant d'exactitude et de rigueur scientifique, tout comme peut l'être l'affirmation générale que « l'historique de la pratique vaccinale démontre que les effets secondaires d'un vaccin apparaissent dans les trois premiers mois de son utilisation », dont il n'est pas contesté qu'elle est démentie par les constatations effectuées sur d'autres vaccins. »

« 1 », « 2 » et « 3 » pour le citoyen et le pharmacien-juriste / « 0 » pour le docteur Jérôme Marty et ses trois professeurs Dominique Costagliola, Mathieu Molimard, Francesco Salvo.

Suite à ces constats, ce juge considère ce qui suit :

« 5. Il résulte de ce qui a été rapporté aux points 3 et 4 que les propos que le docteur Jérôme Marty a tenus au cours de l'émission litigieuse ne peuvent être regardés comme exactement fondés sur des données confirmées et scientifiquement étayées. Ainsi, l'intéressé a manqué de la rigueur et de la prudence auxquelles l'obligent les dispositions précitées des articles R.4127-13 et R.4127-

19-1 du code de la santé publique. »

Fin de la partie : « 1 », « 2 » et « 3 » pour le citoyen et le pharmacien-juriste / « 0 » pour le docteur Jérôme Marty et ses trois professeurs Dominique Costagliola, Mathieu Molimard, Francesco Salvo.

Finalement, le juge retient l'intégralité des griefs que ce citoyen ordinaire a formulés à l'encontre des propos tenus ce 18 juin 2021 par le célèbre docteur Jérôme Marty sur ce plateau télévisé de l'émission *Les grandes gueules* de *Radio Monte-Carlo (RMC).*
Le juge professionnel des médecins désavoue ainsi ce médecin généraliste habitué des plateaux de télévision, ainsi que ses trois grands soutiens, à savoir les professeurs Dominique Costagliola, Mathieu Molimard, et Francesco Salvo.
J'ignore si le docteur Jérôme Marty a interjeté appel. Je ne sais pas s'il a contesté cette décision auprès de l'instance d'appel que constitue le conseil national de l'ordre des médecins. S'il a renoncé à ce droit de faire appel, cette décision deviendra alors définitive, et se trouvera ainsi investie de l'autorité de la chose jugée.
Cette décision du juge confirme clairement le fait que le docteur Jérôme Marty a *« produit les témoignages des professeurs Dominique Costagliola et Mathieu Molimard qui étayent ses propos ».* Par contre, elle ne semble pas citer le professeur Francesco Salvo.
Aussi, ce juge professionnel des médecins vient-il attester ce 11 décembre 2023, comme l'a déjà fait l'office parlementaire le 9 juin 2022, du bien-fondé de mes analyses qui sont celles d'un pharmacien praticien hospitalier et juriste en droit de la santé. Celles-ci ont servi à ce citoyen auteur de la plainte, comme elles ont été utiles aux parlementaires.

Le docteur Jérôme Marty et les deux professeurs Mathieu Molimard et Francesco Salvo, notamment, peuvent donc sentir, désormais et profondément, le parfum dégagé par ces écritures rédigées en 2017 par un directeur d'un établissement public de santé : « *Monsieur le Docteur UMLIL a acquis une expérience technique incontestable, renforcée par des capacités pédagogiques certaines* ». Ou de celles rédigées en 2022 par un inspecteur de santé publique pour le ministère de la santé : « *La compétence professionnelle du Dr UMLIL est reconnue et n'est pas contestée* ».

D'ailleurs, en cette matinée du mois de janvier 2025, je continue de lire cette correspondance qui m'est destinée, et qui m'est adressée avec les remerciements précédemment mentionnés, et tombe sur ceci : « *(...) aviez [j'avais] apporté des informations par le biais de votre [mon] blog de l'époque sur le concept de personne-année, et de vos [mes] deux livres* « *l'impossible consentement* » *et le* « *secret professionnel médical* » ».

C'est donc bien mes réflexions proposées au public qui ont permis à ce citoyen, soi-disant sans compétence dans ce domaine, de rappeler à ces quatre individus pris ensemble – ferrés en même temps et publiquement par cette décision du juge – ce que sont notamment : la science ; l'exactitude ; la compétence ; la rigueur ; la prudence ; la bonne foi ; l'information loyale, claire et appropriée ; le consentement libre et éclairé qui est une liberté fondamentale constituant l'un des piliers de la sauvegarde de la dignité de la personne humaine ; l'humilité aussi.

Cette décision de la chambre de discipline de première instance d'Occitanie de l'ordre des médecins livre ces trois considérants portant les numéros 3, 4 et 5, trois paragraphes bien argumentés qui ne manqueront pas de marquer suffisamment et définitivement l'Histoire des célébrités médicales et médiatiques françaises. Avec précision, cette décision du juge qualifie de façon claire la nature et les conséquences de ces comportements déviants dénoncés par un citoyen. À force de vouloir donner publiquement des leçons aux petites gens, y compris à des professionnels de la santé dont un pharmacien hospitalier et juriste en droit de la santé, le célèbre médecin généraliste Jérôme Marty reçoit en retour et gratuitement un code de repères et un guide d'humilité.

Dans son improbable et vertigineuse chute, et par l'inévitable disposition des choses, ce célèbre médecin traitant entraîne avec lui la crédibilité et la probité non seulement de ces trois professeurs venus à son secours en brandissant leur qualité d'experts et de témoins, mais également celles des médias traditionnels qui dominent la grande place de l'information, ou plutôt le marché de la désinformation.

Cette décision signerait presque mécaniquement l'incompétence, ou la mauvaise foi, ou les deux à la fois. Mais, dans tous les cas supposés, cela semble inquiétant, voire dangereux.

De telles impostures autorisées sont susceptibles d'engager l'efficience des soins, c'est-à-dire leur qualité, leur sécurité et leur coût supporté par la collectivité. Elles peuvent en effet s'avérer de nature à guider les gens vers des destins à voie unique et vers des dégâts irréversibles.

Ces impostures seraient, peut-être, prisonnières de leurs certitudes, de leurs raisonnements théoriques et probabilistes, de leurs obscurs calculs statistiques, de leurs chiffres hermétiques, de leur refus du débat contradictoire, de leur microenvironnement clos, de leur milieu ambiant farci dans l'entre-soi et dans l'arrogance, de leur vulnérable position suspendue dans une légère petite bulle flottante et éphémère.

Une distance notable nous sépare. Les probabilités ne reflètent pas systématiquement les réelles conditions de vie des gens. J'appartiens plutôt à une école qui plaide pour la rencontre paisible, respectueuse et synergique entre les compétences des professionnels de la santé avec les expériences vécues par les gens ordinaires qui sont des professionnels de leurs santés respectives, de leurs propres facteurs de risque individuels, de leurs parcours de vie. De ce rendez-vous, certes incertain et inconfortable pour certains, naissent parfois de nouvelles compétences inattendues, mais utiles. Comme l'écrit si bien un auteur à ce sujet : « *La connaissance scientifique de l'être humain ne trouve son sens qu'en étant confrontée à la connaissance qu'ont les gens d'eux-mêmes et de leur réalité de vie* ». En l'espèce, ici dans cette affaire disciplinaire ordinale, un citoyen qualifié d'incompétent par l'arrogance médicale se révèle finalement plus logique, plus scientifique, plus rationnel, plus stable, et même plus académique que ces célébrités médicales et médiatiques réunies. Ces stars éphémères prétendent, régulièrement et publiquement, être les seules dépositaires de la vérité et les héritiers exclusifs de la science. La science, ils n'ont que ce mot dans la bouche. Mais, le silencieux et l'inavouable vide jaillit dès le premier acte, dès le premier jet d'encre vérifiable, et dès la première confrontation contradictoire des analyses. L'expérience révèle que même sans aucun diplôme, des petites gens peuvent être de vrais experts de divers et complexes aspects de la vie. Ils peuvent faire preuve d'une vraie capacité d'observation des faits, d'un réel bon sens, et d'une précision particulièrement développée.

Avant de rejoindre *Les grandes gueules*, ces célébrités médicales et médiatiques, simultanément ferrées par ce juge disciplinaire dans cette décision du 11 décembre 2023, auraient dû, *a minima,* prendre connaissance de plusieurs faits notés depuis 2020.

Bien avant cette décision du juge disciplinaire, et par ricochet, l'office parlementaire, lui aussi, désavoue le professeur Mathieu Molimard.

Lors de mon audition à huis clos du 8 avril 2022, ces parlementaires doutaient déjà de la réponse qui leur avait été livrée par ladite présidente du réseau français des 31 centres régionaux de pharmacovigilance (CRPV). Alors, ils m'interrogent par un écrit que j'ai reçu juste avant mon audition, et oralement lors de celle-ci : « *4. Mme Jonville-Béra, présidente du réseau des CRPV nous a indiqué lors de son audition que la déclaration des effets non graves et attendus n'étaient [n'était] pas nécessaire puisque le rôle des CRPV était de faire émerger les nouveaux signaux, et non de recenser exhaustivement tous les effets secondaires. Etes-vous d'accord avec ces affirmations* ».

Dès le 28 avril 2021, le journal « *Libération – CheckNews* » susmentionné mettait dans la bouche de cette Madame Annie-Pierre Jonville-Béra et dans celle de ce Monsieur Mathieu Molimard ces mêmes propos. Je livre alors à ces parlementaires notamment trois articles du code de la santé publique qui contredisent les affirmations de cette directrice d'un CRPV et présidente de ce réseau français des 31 CRPV. Finalement, et discrètement dans son rapport du 9 juin 2022, l'office parlementaire retient ma réponse et écarte celle de Madame Annie-Pierre Jonville-Béra. Ainsi, et par ricochet, cet office dément également les affirmations attribuées à Monsieur Mathieu Molimard par ce journal. C'est aussi un désaveu de ce journal.

Le docteur Jérôme Marty et ses soutiens les professeurs Dominique Costagliola, Mathieu Molimard et Francesco Salvo, désavoués par le juge disciplinaire, auraient dû s'intéresser au constat publié, ce 9 juin 2022, par cet office parlementaire dit d'évaluation des choix scientifiques et technologiques.

Ils auraient dû aussi lire ce que l'ordre des médecins a, lui-même, publié ce même mois de juin 2022. C'est encore ce même mois de juin 2022 qui a enregistré le dépôt de cette plainte ordinale contre le docteur Jérôme Marty.

Je peux également leur proposer d'autres nouvelles diffusées en 2023, comme celles émanant de la haute autorité de santé (HAS), ou provenant du Conseil d'État, ou celles publiées sur le compte *Twitter (X)* du ministre de la santé juste avant la publication de cette décision du juge disciplinaire qui les accable.

La liste des récents revirements officiels est longue. Les auteurs de ces nouveaux changements de position sont venus discrètement s'aligner sur mes analyses proposées et alertes émises avant même la mise sur le marché de ces miraculeux vaccins contre la covid-19.

Mais, je n'irais pas jusqu'à inviter, notamment les professeurs Mathieu Molimard et Francesco Salvo, à s'intéresser à ce que les autorités sanitaires et politiques, ainsi que les laboratoires fabricants de ces produits magiques, avaient eux-mêmes établi, publié, et remis à des juges dès le début de cette vente vaccinale massive. J'éviterais aussi de leur suggérer de s'intéresser, par exemple, à *la pharmacologie sociale* qui ne méprise pas « *le ressenti* » – terme emprunté à la haute autorité de santé – des gens touchés par des effets indésirables qui demeurent invisibles des experts autorisés. Ces professeurs semblent envisager la pharmacologie sous un angle unique, traditionnel et restreint qui considère l'incapacité d'identification et de repérage d'une preuve comme une absence totale de cette preuve. Toutefois, je m'interroge sérieusement sur l'opportunité, la nécessité et l'utilité de leur rappeler, peut-être lors d'un cours, les différentes et énigmatiques facettes de la méthode d'imputabilité française utilisée en pharmacovigilance pour évaluer la force du lien entre un effet indésirable observé et un médicament suspecté. D'ailleurs, cette méthode, qui écarte des cas d'effets indésirables, est critiquée de longue date par notamment les inspecteurs de santé publique. Et dans le cas de ces innovants et miraculeux produits contre la covid-19, cette même méthode n'a pas été respectée non plus.

Soudainement, la scène déjà décrite plus haut par Flaubert ressurgit. Je revois le grand médecin Larivière *« tout en ayant l'air d'écouter Canivet, il se passait l'index sous les narines et répétait : – C'est bien, c'est bien »*. Là, il faudrait bien l'avouer. Le docteur Marty, lui, a plus de chance que son confrère Canivet. Ici, non pas un, mais trois grands professeurs, et sans que l'on puisse réellement connaître avec précision les positions exactes de leurs index respectifs, lui répètent vigoureusement, de façon solidaire et en chœur : « *– C'est bien, c'est bien* ».

Et il faudrait également l'observer et l'admettre. Ces grands professeurs Costagliola, Molimard et Salvo ne sont pas les seuls à épargner le docteur Marty. Le juge disciplinaire, lui aussi, lui dit : « *– C'est bien, c'est bien* ».

Ce tribunal mosaïque, composé de médecins et présidé par un magistrat, décide de ne pas sanctionner le comportement fautif, voire répréhensible, du célèbre docteur Jérôme Marty.

À ce docteur, ce juge disciplinaire n'inflige aucune sanction. Il ne prononce aucune peine.

Des délits, mais pas de peines.

Ce juge hybride lui fabrique artificiellement ce qui ne pourrait, en réalité et en aucun cas, constituer un fait justificatif. Aussi, cette même décision du 11 décembre

2023 révèle-t-elle cette clémence du juge à l'égard du docteur Jérôme Marty :

« 5. (...) Toutefois, eu égard au contexte d'urgence sanitaire d'une part, à l'intention affirmée du docteur Marty de contribuer à la mise en œuvre rapide des recommandations des autorités publiques en la matière d'autre part, il n'y a pas lieu de sanctionner le comportement qualifié ci-dessus. Par suite, la plainte de (...) [du citoyen] doit être rejetée. »

« (...) il n'y a pas lieu de sanctionner le comportement qualifié ci-dessus », dit le juge.

Des délits, mais pas de peines.

Et, en même temps, ce juge épargne également ce citoyen auteur de la plainte de toute condamnation, car sa plainte est jugée totalement recevable et entièrement fondée. Les prétentions financières, atteignant la somme de 6 000 euros, présentées avec insistance par le docteur Jérôme Marty sont donc, elles aussi, rejetées.
Rêve, mythe, comédie, ou réalité ? Je ne le sais toujours pas. Les images se bousculent. De nombreux faits défilent. Je tente de les capter dans le désordre en regardant ce film invraisemblable.
Présumant de mon impérieux besoin de respirer un peu d'air frais après ces heures passées dans ce milieu trouble, ma lecture de ces feuilles en papier m'expédie vers de nouveaux et lointains horizons.
Elles me ramènent au XVIIIe siècle. Je me vois assis dans une bibliothèque et plonger précisément vers l'année 1790, soit un an après la déclaration des droits de l'Homme et du citoyen. Il faut bien lire et le dire, c'est juste une « *déclaration* ». Mais, elle fait partie du bloc de

constitutionnalité, de la loi suprême et fondamentale nationale, que toute loi ordinaire et inférieure doit respecter. L'article 15 de cette déclaration de 1789 m'apprend alors que « *La société a le droit de demander compte à tout Agent public de son administration* ». Son article 12 indique que « *La garantie des droits de l'Homme et du Citoyen nécessite une force publique* », et précise juste après que « *cette force est donc instituée pour l'avantage de tous, et non pour l'utilité particulière de ceux auxquels elle est confiée* ». Son article 16, lui, dispose que « *Toute Société dans laquelle la garantie des Droits n'est pas assurée, ni la séparation des Pouvoirs déterminée, n'a point de Constitution* ».

Dans cette bibliothèque du XVIIIe siècle, je perçois l'enquête du comité de salubrité publique. Je vois des conflits. Des chirurgiens s'opposent aux pratiques mises en œuvre par des « *guérisseurs et rebouteux* », ainsi qu'à celles promues par une médecine qualifiée de charitable. Ces professionnels du bistouri dénoncent une justice inefficace et coûteuse qui ne semble pas réprimer rapidement et suffisamment les « *charlatans* » et les « *empiriques* ». Dans un autre étage bien garni de cette bibliothèque, j'apprends aussi la définitive séparation, depuis l'an 1777, entre les « *apothicaires* » – mes ancêtres professionnels – et les « *épiciers* ». Me voilà donc un peu rassuré. Mais, juste un tout petit peu à dire vrai. Ce faux sentiment ne manque d'ailleurs pas de s'évaporer rapidement en constatant que ce divorce ne serait pas totalement consommé et par tous les pharmaciens. Une autre feuille me dépose au XXe siècle, en 1993 plus exactement. J'entends un juge judiciaire rappeler cette séparation entre le pharmacien et l'épicier, deux métiers respectables par ailleurs. Ce juge n'est pas content, car il constate que le pharmacien d'officine privée poursuivi « *s'est contenté de délivrer les remèdes en reproduisant sur les emballages la posologie figurant sur l'ordonnance, ce qui est à la portée de tout épicier sachant lire et écrire, mais tout-à-fait insuffisant de la part d'un spécialiste de la santé qui a tout aussi gravement que le prescripteur, manqué à son devoir de conseil et à l'obligation de moyen à laquelle auraient dû l'avoir préparé six années d'études spécialisées et quelques de pratique professionnelle ».* Ce juge constate le délit, applique la loi et inflige une peine au pharmacien. Sans peine, la loi est vidée de sa substance et privée de son effectivité.

« 5. (...) Toutefois, eu égard au contexte d'urgence sanitaire d'une part, à l'intention affirmée du docteur Marty de contribuer à la mise en œuvre rapide des recommandations des autorités publiques en la matière d'autre part, il n'y a pas lieu de sanctionner le comportement qualifié ci-dessus. Par suite, la plainte de (...) [du citoyen] doit être rejetée. »

Ce contexte de l'« *urgence sanitaire* » est donc le premier fait justificatif dégagé par ce juge disciplinaire des médecins pour épargner le célèbre docteur Jérôme Marty de toute peine, et cela malgré son comportement déviant. Ce dernier est pourtant, et comme l'admet ce juge, susceptible de vicier le consentement des nombreux auditeurs de cette émission télévisée *Les grandes gueules* de *RMC* ; et par conséquent, ce comportement déviant est de nature à porter atteinte à la dignité de la personne humaine.

Ce juge disciplinaire des médecins semble ignorer la distinction entre urgence « *sanitaire* » et urgence « *médicale* ». Seule cette dernière peut permettre à un médecin de passer outre le recueil d'un consentement libre et éclairé. Seul un danger « *imminent* » encouru par une personne, et non une urgence sanitaire touchant une population, autorise le médecin à s'affranchir de l'autonomie de la personne humaine.

Le second fait justificatif, dégagé par ce juge disciplinaire des médecins pour ne pas infliger une peine au docteur Jérôme Marty, tient dans « *l'intention affirmée du docteur Marty de contribuer à la mise en œuvre rapide des recommandations des autorités publiques en la matière* ». Un tel raisonnement me contraint à m'interroger sur la nature de ces autorités publiques et sur leurs recommandations en la matière concernant ces vaccins miraculeux, et en particulier celui du laboratoire *Astra Zeneca* évoqué par le docteur Jérôme Marty ce 18 juin 2021 lors de l'émission *Les grandes gueules* de *RMC*.

Ce juge disciplinaire ordinal ne dit pas s'il inclut cet ordre des médecins, c'est-à-dire quasiment lui-même, dans la liste de ces autorités publiques. Cette question mérite d'être soulevée. Car d'une part, ledit article R.4127-19-1 du code de la santé publique invoqué dans la plainte de ce citoyen exige notamment ceci : « *III. - Les communications mentionnées au présent article tiennent compte des recommandations émises par le conseil national de l'ordre* ». Et parce que d'autre part, ces recommandations, émises par l'ordre des médecins, existent et concernent notamment cette vaccination contre la covid-19. En particulier, cet ordre des médecins a cosigné un communiqué de presse dès le 7 mars 2021 ; c'est-à-dire plusieurs mois avant les déclarations fautives, voire répréhensibles, du docteur Jérôme Marty.

Je me souviens que ce 7 mars 2021, les sept ordres des professions de santé ont publié ce communiqué commun. Ce dernier est signé par tous les présidents de ces sept ordres professionnels.

Dès ce mois de mars 2021, ce vaccin du laboratoire

Astra Zeneca est promu par notamment ces sept ordres des professions de santé. Dans leur communiqué de presse, daté du 7 mars 2021, ces ordres professionnels mettent la pression sur les soignants. Ils « ***appellent l'ensemble des soignants à se faire vacciner*** » avec ce vaccin du laboratoire *Astra Zeneca*.

Dans ce communiqué commun, et en caractère gras, ils se fondent sur les données communiquées la veille par le premier ministre et le ministre des solidarités et de la santé, respectivement Messieurs Jean Castex et Olivier Véran. Ce dernier est également médecin neurologue et praticien hospitalier.

En caractère gras, ces ordres professionnels affirment : « ***Seuls 40% des personnels des EHPAD et 30% des soignants en établissements hospitaliers et de ville ont reçu une dose du vaccin à ce jour. C'est beaucoup trop peu*** ». Ces EHPAD sont les établissements d'hébergement de personnes âgées dépendantes. En ce mois de mars 2021, aucune obligation vaccinale contre la covid-19 ne pèse encore sur ces professionnels.

En utilisant à nouveau le caractère gras, ces ordres professionnels enjoignent à ces soignants ceci : « ***les ordres des professionnels de santé appellent d'une seule voix l'ensemble des soignants à se faire vacciner. A la fois parce que cela relève de leur devoir déontologique, protéger leurs patients en toutes circonstances, et parce qu'il est impératif qu'ils puissent eux-mêmes se protéger contre le virus, ainsi que leurs proches, et freiner la propagation de l'épidémie*** ». Ils n'opèrent aucune distinction entre ces soignants selon notamment leurs âges ou leurs facteurs de risque. Ils rappellent que « ***tous les professionnels de santé peuvent aujourd'hui avoir accès au vaccin, quel que soit leur âge et leur état de santé*** ». Il s'agit là d'une prescription générale et absolue qui ne souffre d'aucune exception, d'aucune contre-indication, d'aucune mise en garde spéciale ou précaution d'emploi. C'est une prescription qui s'impose, selon ces ordres professionnels, à tout soignant femme ou homme, jeune ou moins jeune, femme enceinte, femme qui allaite, immunodéprimés, etc.

Et avec toujours ce caractère gras, ils persistent en précisant que « *Comme l'ont indiqué hier M. Jean CASTEX, Premier ministre et M. Olivier VERAN, ministre des Solidarités et de la Santé,* **le vaccin Astra Zeneca, qui est proposé aux soignants les plus jeunes et en bonne santé, est sûr et son efficacité est amplement démontrée par les études réalisées en Israël et en Grande Bretagne où il a été largement administré** ».

Ces ordres professionnels concluent donc leur communiqué de façon claire : « *Rien ne s'oppose donc désormais à ce qu'ils accèdent à la vaccination et nous appellerons directement aux pouvoirs publics si tel n'était pas le cas* ».

Il y a lieu de rappeler que ces ordres professionnels ne sont que des personnes morales de droit privé qui participent à une mission de service public. En principe, un ordre professionnel représente un moyen qui permet de garantir notamment l'indépendance d'une profession face à la puissance publique, c'est-à-dire vis-à-vis de l'État.

« *Rien ne s'oppose* », disent-ils. Ces sept ordres professionnels semblent oublier un sérieux obstacle que constitue le recueil d'un consentement libre et éclairé avant tout acte de soin à visée préventive comme une vaccination, diagnostique ou curative. Ce consentement est le pilier de l'autonomie de la personne humaine. Il est placé, par notamment les juges, au rang des libertés fondamentales. Il est le fondement qui contribue à la sauvegarde de la dignité de la personne humaine. Priver une personne de cette liberté fondamentale revient à l'exclure de l'espèce humaine.

Ce communiqué de presse de ces sept ordres professionnels en date du 7 mars 2021 s'immisce donc dans un domaine qui est hors de leur mission, qui est hors de leur portée. Ces organismes privés remettent en cause des principes tels que celui de l'inviolabilité du corps humain. Ce principe est protégé, y compris après la mort de la personne humaine, par notre corpus juridique qui est constitué de textes nationaux – français –, européens et internationaux. Ce corpus juridique est irrigué par les principes du code de Nuremberg.

Ce communiqué de presse de ces sept ordres professionnels du 7 mars 2021 s'adresse également à **« *tous les Français* »** en ces termes : « *Bien entendu, cette vaccination massive de nos soignants doit être complétée par* **la poursuite du respect des gestes-barrières par tous et en toutes circonstances, par l'adoption par tous les Français de comportements responsables et par un déploiement rapide et efficace de la vaccination dans tous nos territoires** ».

Ce communiqué de presse, daté du 7 mars 2021, est signé par tous les présidents de ces sept ordres professionnels, et dans l'ordre suivant : Monsieur Patrick Bouet, président du conseil national de l'ordre des médecins ; Madame Anne-Marie Curat, présidente du conseil national de l'ordre des sage-femmes ; Monsieur Patrick Chamboredon, président du conseil national de l'ordre des infirmiers ; Monsieur Serge Fournier, président du conseil national de l'ordre des chirurgiens-dentistes ; Madame Pascale Mathieu, présidente du conseil national de l'ordre des masseurs-kinésithérapeutes ; Monsieur Éric Prou, président du conseil national de l'ordre des pédicures-podologues ; Madame Carine Wolf-Thal, présidente du conseil national de l'ordre des pharmaciens.

Il semble donc difficile pour ce juge ordinal des médecins, qui est aussi partie, de sanctionner l'un de ses subalternes et de ses messagers.

Mais, en ce mois de mars 2021, deux autres événements marquants attirent mon attention.

D'une part, un jeune homme, étudiant en médecine, serait décédé quelques jours après sa vaccination par ce vaccin du laboratoires *Astra Zeneca*. Cet étudiant en médecine se serait fait vacciner juste après ce communiqué de presse de ces sept ordres des professions de santé. Il aurait ainsi, et selon ce communiqué du 7 mars 2021, accompli son « **devoir déontologique** ». Son devoir, sa mort.

Quelques jours après, et comme le relèvent lesdits soutiens du docteur Jérôme Marty eux-mêmes – à savoir les professeurs Mathieu Molimard et Francesco Salvo –, les indications de ce vaccin miraculeux du laboratoire *Astra Zeneca* sont, finalement, restreintes aux personnes âgées de « *plus de 55 ans depuis mars 2021* ». Ce jeune étudiant en médecine, déjà mort, s'est donc fait vacciner par un produit qui sera, ensuite, contre-indiqué pour des personnes de son âge.

Mais, ces sept ordres des professions de santé, eux, ont affirmé notamment que « *Comme l'ont indiqué hier M. Jean CASTEX, Premier ministre et M. Olivier VERAN, ministre des Solidarités et de la Santé,* **le vaccin Astra Zeneca, qui est proposé aux soignants les plus jeunes et en bonne santé, est sûr et son efficacité est amplement démontrée par les études réalisées en Israël et en Grande Bretagne où il a été largement administré** ».

D'autre part, en ce même mois de mars 2021, dans un mémoire ultérieur en date du 28 mars 2021, le même ministre de la santé, Monsieur Olivier Véran qui est cité par le communiqué de presse du 7 mars 2021 de ces sept ordres des professions de santé, remet discrètement en cause l'efficacité de ces vaccins miraculeux contre la covid-19. Il le fait auprès du Conseil d'État. Ce dernier constitue la plus haute juridiction administrative.

Dans ce mémoire, le ministre de la santé soutient que « *comme on le sait, l'efficacité des vaccins n'est que partielle* ». Concernant l'efficacité clinique, c'est-à-dire chez l'être humain, le ministre ne parle que des formes « *symptomatiques* » sans préciser s'il s'agit des formes légères, modérées ou graves de la covid-19. Il explique au juge que « *dès le stade des essais de ces vaccins, il n'y avait donc pas de garantie d'immunité associée pour les personnes qui se le voyaient administré* ». Le ministre de la santé ajoute que « *cette efficacité des vaccins est devenue particulièrement contingente du fait de l'apparition des nouveaux variants* ». Il poursuit en indiquant que « *les personnes vaccinées sont aussi celles qui sont les plus exposées aux formes graves et aux décès en cas d'inefficacité initiale du vaccin ou de réinfection post-vaccinale, du fait d'une immuno-sénécence (impact du vieillissement du système immunitaire sur la qualité de la protection vaccinale ainsi que sa durabilité, même si les premières données sont rassurantes sur ce point malgré* **le manque de recul** *(…)) ou de virulence d'un variant* ». Le ministre de la santé termine son argumentation auprès du juge administratif en lui précisant que « *même lorsqu'il a une efficacité sur les personnes concernées, en l'état des connaissances scientifiques, le vaccin ne les empêche pas de transmettre le virus aux tiers* ». Au regard de ce constat, le ministre de la santé, Monsieur Olivier Véran, cité par ces sept ordres des professions de santé, considère donc que « *les connaissances scientifiques actuelles font apparaître en tout état de cause comme prématurée toute différenciation des règles relatives aux limitations de circulation selon que les personnes ont reçu ou non des* *doses de vaccins ».*

Autrement dit, ces vaccins miraculeux contre la covid-19 ne permettent pas aux personnes vaccinées de se protéger, de protéger les autres, et d'échapper aux mesures restrictives des droits et libertés fondamentaux. Finalement, ces personnes complètement vaccinées restent donc soumises au même régime que celui imposé aux personnes non vaccinées.

Ces produits miraculeux ne sont donc pas ceux vendus sur la place du marché de l'information comme étant le remède tant attendu, à savoir le médicament de la liberté.

Concernant la protection contre les *« formes graves »* de la covid-19, ce même ministre de la santé, Monsieur Olivier Véran, déclare, et dès le 18 février 2021 dans une conférence de presse, qu'*« aucun pays européen encore ne dispose de données publiées fiables »* en termes de prévention des *« formes graves »* de la covid-19 notamment chez les personnes âgées résidant dans les établissements d'hébergement de personnes âgées dépendantes (EHPAD).

En réalité, et dès le mois de février 2021, soit avant le communiqué de presse de ces sept ordres des professions de santé, Monsieur Olivier Véran, en sa qualité de ministre de la santé, remet en cause l'efficacité de ces vaccins dans ses écritures du 22, 25 et 26 février 2021 envoyées au Conseil d'État.

Ce dernier, dans une décision datée du 3 mars 2021, relève les contradictions de *« l'administration »*. Il juge : « *L'administration fait néanmoins valoir, d'une part l'existence d'études récentes invitant à la prudence quant à l'absence de contagiosité des personnes vaccinées, d'autre part, l'incertitude scientifique sur l'immunité conférée par la vaccination en cours à l'égard des variants du virus, enfin la survenue de foyers de contamination de résidents et de personnels dans certains EHPAD où la campagne de vaccination a eu lieu ».*

Les faits étaient donc clairs depuis au moins ce mois de février 2021. En réalité, cette clarté des données officielles jaillit des documents établis et publiés par les autorités sanitaires et politiques, ainsi que par les fabricants de ces produits, depuis le mois de décembre 2020.

Quelques mois après ce communiqué commun du 7 mars 2021 de ces sept ordres des professions de santé, l'un de ces ordres brille à nouveau dans les médias. Il se distingue en publiant un nouveau communiqué de presse. Il le fait pour soutenir l'obligation vaccinale contre la covid-19 imposée aux soignants notamment, et pour encourager les sanctions prévues en cas de refus de ces injections miraculeuses. Par ailleurs, il menace de poursuivre et de sanctionner les pharmaciens qui oseraient s'exprimer publiquement pour informer et alerter la population.

Le 27 septembre 2021, cet ordre professionnel des pharmaciens publie donc son nouveau communiqué de presse. Le contenu de ce document mérite d'être reproduit dans son intégralité :

«   *Paris, le 27 septembre 2021*

Lutte contre la Covid-19 : des pharmaciens engagés et un Ordre vigilant sur le respect des devoirs professionnels

Depuis le début de la crise sanitaire, les pharmaciens se sont pleinement engagés dans la lutte contre l'épidémie de Covid-19. L'Ordre national des pharmaciens rappelle que chaque pharmacien, acteur de santé au service des patients, se doit de respecter toutes les obligations légales et déontologiques qui régissent la profession.

L'Ordre soutient le respect de l'obligation vaccinale qui s'applique aux soignants depuis le 15 septembre 2021. "L'Ordre déposera plainte devant les chambres de discipline en cas de manquement à cette obligation. L'exemplarité de notre profession ne doit pas être entachée par le comportement de quelques -uns de nos confrères. Il y va de la santé publique et de la responsabilité de chaque professionnel de santé." déclare **Carine Wolf-Thal**, présidente du Conseil national de l'Ordre des pharmaciens. L'Ordre se réserve également la possibilité d'engager des poursuites en cas de prise de position publique ou de comportement particulièrement inapproprié allant à l'encontre du bénéfice de la vaccination.

Par ailleurs, l'Ordre suit tout particulièrement les faits de violence et d'agressions commis contre des pharmaciens, à l'occasion de leur mission de lutte contre la Covid-19. Il apporte son soutien à tous les pharmaciens victimes de ces situations intolérables et se constituera partie civile dans les actions pénales engagées. "Dans une *période particulièrement difficile où la profession est pleinement engagée depuis le début de la crise sanitaire, nos confrères doivent exercer en toute sécurité sur l'ensemble du territoire" ajoute* **Carine Wolf-Thal**. »

Dans le corps du texte de ce communiqué de presse, le **nom** et le **prénom**, de cette présidente du conseil national de l'ordre des pharmaciens, sont les seuls mots indiqués en caractère gras : **Carine Wolf-Thal**.

C'est comme si les pharmaciens, notamment praticiens hospitaliers comme moi, devraient avoir peur, voire très peur, de Madame Carine Wolf-Thal qui serait une pharmacienne d'officine.

Comme dans les régimes dits de confusion des pouvoirs, ce communiqué de presse de l'ordre des pharmaciens annonce donc des poursuites disciplinaires ordinales à l'encontre des pharmaciens qui ont des opinions divergentes perçues comme étant minoritaires.

Il envisage de sanctionner ces *"quelques -uns"* des pharmaciens qui oseraient s'exprimer publiquement afin d'informer et d'alerter la population ; ou ces *"quelques - uns"* des pharmaciens qui oseraient prétendre bénéficier des principes, droits et libertés protégés tels que celui de l'inviolabilité du corps humain ou celui du consentement libre et éclairé.

En réalité, ce communiqué de presse est en décalage avec notre corpus juridique qui protège notamment la liberté d'expression et qui fait peser sur tout pharmacien une obligation d'information et d'alerte. Ce communiqué heurte la loi prise dans son sens le plus large. Il viole l'indépendance professionnelle du pharmacien qui est un principe déontologique fondamental dont la protection est pourtant confiée, par la loi elle-même, à l'ordre des pharmaciens et à chaque pharmacien. Ce communiqué présente une étonnante interprétation de la notion de légalité, et sans fournir aucun texte. Il incite, et sous la menace, les pharmaciens à porter atteinte à la dignité de la personne humaine.

Ce communiqué de presse, solitaire, de l'ordre des pharmaciens du 27 septembre 2021 semble ignorer cette séparation susmentionnée datant de 1777. En effet, il semble méconnaître ce que ledit juge judiciaire exige des apothicaires, à savoir notamment un comportement de « *pharmacien* », et non celui d'un « *épicier* ».

Madame Carine Wolf-Thal aurait commencé sa carrière dans l'industrie pharmaceutique. Elle se serait trouvée propulsée en 2017 à la tête de l'ordre des pharmaciens, suite à une supposée démission de sa prédécesseur – Madame Isabelle Adenot – semblerait-il. Elle n'est pas la seule pharmacienne à plaider pour cette obligation vaccinale expérimentale et massive.

Une autre pharmacienne, elle aussi pharmacienne d'officine, se fait également remarquer dans les médias. Elle a fait la promotion de ces vaccins contre la covid-19. Il s'agit de Madame Agnès Firmin-Le-Bodo. Elle est également députée de la nation. Elle vote donc les lois. Il est ainsi pratique de voter d'abord les lois en amont sur tel ou tel produit de santé, et d'encaisser ensuite les recettes en aval dans son officine privée.

Il y a lieu de relever que les pharmaciens d'officine semblent prescrire, dispenser et administrer certains produits de santé. Un tel cumul de prérogatives ne peut qu'interroger.

Mais, en tout cas, il ne faudrait pas que ces *"quelques-uns"* des pharmaciens viennent perturber les affaires.

Un pharmacien, praticien hospitalier, et sans lien-conflit d'intérêts, lui, n'a comme revenu que celui qui lui est versé par l'établissement de santé dans lequel il exerce.

Pendant que les affaires de certains prospèrent, les professionnels suspendus de leurs fonctions depuis le 15 septembre 2021, eux, sont socialement désactivés de façon extrajudiciaire. Ils subissent tout en étant devenus invisibles et inaudibles. Ils n'appartiennent plus à cette nouvelle espèce humaine révélée à l'occasion de la vente de ces produits miraculeux.

Ces sept ordres des professions de santé figurent également dans la liste des grands absents lors de l'enquête diligentée en 2022 par l'office parlementaire sur les « *Effets indésirables des vaccins contre la covid-19 et le système de pharmacovigilance français* ».

Le 9 juin 2022, le président de cet office, Monsieur Cédric Villani, soutient qu'il a « *lu avec stupéfaction le contenu* » des documents envoyés, aux professionnels de la santé, par la *task force vaccination* de la direction générale de la santé (DGS). Ce député et mathématicien conclut que s'il était médecin, ces notes dites « *DGS-Urgent* » le « *plongeraient plus dans la perplexité que dans la confiance* ». Il constate que « *même les experts et les praticiens ont été déboussolés à plusieurs reprises* ». Puis, il constate que « *le fait de jeter le blâme dans le discours sur les quelques pourcents non vaccinés plutôt que de reconnaître, comme l'a fait le Pr. [professeur] Delfraissy, que l'on s'est trompé et que les vaccins sont moins efficaces que prévu sur la transmission du virus, a également eu un effet négatif* ». En réalité, une telle efficacité n'était annoncée et prévue que sur le marché de la désinformation et de la tromperie.

La vice-présidente de cet office parlementaire, Madame Sonia De La Provôté, constate de son côté que si le « *principe de précaution avait été mis en œuvre lors de la crise Covid, nous n'aurions par exemple pas utilisé les vaccins à ARN messager* ». Ces vaccins innovants et miraculeux, à base d'acide ribonucléique messager

(ARNm), sont ceux des laboratoires *BioNTech/Pfizer* et *Moderna*. Madame Sonia De La Provôté est sénatrice, médecin et rapporteur lors de cette enquête parlementaire menée en 2022 « *dans un contexte de grande tension* », comme le précise Monsieur Cédric Villani.

Cet office parlementaire, créé par la loi, confirme que la construction de l'essai clinique (chez l'être humain) de ces quatre nouveaux vaccins miraculeux contre la covid-19 ne permet pas d'apporter la preuve d'une efficacité sur la prévention des formes graves de la covid-19, ou sur la transmission virale du sars-cov-2. En effet, il constate que « *l'impact de la vaccination sur les hospitalisations, sur les hospitalisations en unité de soins intensifs, sur la mortalité ou sur la transmission virale* » n'a pas été « *pris en compte au cours des essais cliniques* ». Il confirme « *la portée limitée des données cliniques obtenues par les industriels* ». Cet office prend donc acte de « *la déception s'agissant de l'efficacité des vaccins contre la transmission du virus (...) alors que la possibilité d'atteindre une immunité collective, fortement mise en avant dans la campagne de promotion, est ce qui a motivé une partie de personnes non à risque de forme grave de la Covid-19 à se faire vacciner* ».

L'office parle de bénéfices « *supposés* ». Il soutient que « *le recul* » sur ces vaccins est « *relativement faible* ».

Quant aux autres éléments apportés après la commercialisation et l'administration massive de ces vaccins prodigieux, l'office parlementaire reconnaît également que les études « *observationnelles ou dites de vie réelle* », celles évoquées par le professeur Dominique Costagliola, sont « *considérées d'un niveau de preuve moindre que les essais cliniques randomisés par les agences sanitaires* ». Ces études « *observationnelles ou dites de vie réelle* » sont donc jugées, par ces autorités sanitaires elles-mêmes, comme étant « *moins robustes* » que ces essais cliniques randomisés. Et cet office parlementaire ne manque pas l'occasion de s'interroger en soulevant un « *doute quant à l'articulation effective de la décision publique avec les meilleures connaissances scientifiques disponibles* ».

Par cette phrase, l'office parlementaire semble vouloir dire, avec une certaine élégance, que les détenteurs de la puissance publique ne prendraient pas leurs décisions, dans le domaine de la santé, en se fondant sur les données acquises de la science. Ce qui est pour le moins inquiétant, voire dangereux.

Le malaise jaillit de cette autre phrase qui se trouve à la page « *66* » de ce rapport de l'office parlementaire du 9 juin 2022. Sans détour, ces députés et sénateurs expliquent que cette désinformation des petites gens est volontaire : « *La communication des autorités pour inciter à la vaccination s'est heurtée à deux objectifs qu'il est malaisé de bien articuler : d'une part, promouvoir la vaccination, d'autre part, informer de façon complète sur les effets indésirables existant et les incertitudes* ».

Dit autrement, dans leur communication dans les médias traditionnels dominant le marché et en direction du public, ces autorités ont délibérément caché à la population l'existence de certains effets indésirables – probablement les plus graves –, ainsi que les incertitudes sur le bénéfice, le risque, la composition (substance active et excipients), le procédé de fabrication, la reproductibilité des lots ; et cela afin d'obtenir l'adhésion du public à cette vaccination massive contre la covid-19.

L'office parlementaire constate que le « *coût* » de la transparence en matière d'adhésion à la vaccination pourrait nuire à « *la réputation* » de ces vaccins magiques présentés comme porteurs de santé et de liberté. L'office illustre son affirmation par justement l'exemple, pris par le docteur Jérôme Marty, du vaccin du laboratoire *Astra Zeneca* : « *la réputation du vaccin a été définitivement entachée, ce qui a conduit à ce qu'il soit sous-utilisé* ». La « *réputation* » d'un vaccin se trouve donc en balance avec « *la dignité* » de la personne humaine.

Dès que la transparence avait été mise en œuvre, au mois de mars 2021 par les autorités, ce vaccin du laboratoire *Astra Zeneca* a été rejeté par la population.

Et l'office parlementaire ne manque pas d'insister sur ces devoirs de « *transparence* » et de « *vérité* » : « *la confiance des citoyens ne peut être bâtie qu'à partir d'un discours de vérité sur les effets indésirables et d'une démarche de pédagogie et de transparence de l'ensemble des professionnels de santé et des autorités sanitaires* ».

Cet office parlementaire n'oublie pas non plus d'évoquer le devoir de « *probité* » en rappelant à l'ordre le ministre de la santé, Monsieur Olivier Véran, lui-même suite à son *Tweet* publié le 9 juillet 2021 : « *les citoyens pouvaient légitimement s'attendre à un discours de probité de la part des autorités sanitaires et politiques. L'humour ne paraît alors pas la façon la plus adaptée de faire la promotion de la vaccination, quand le message (Un tweet du ministre de la santé Olivier Véran), pris au premier degré, nie l'existence d'effets indésirables pourtant classiques* ».

Ce 9 juillet 2021, Monsieur Olivier Véran diffuse un message sur le réseau social *Twitter* (actuellement *X*). Ce message affirme : « *Vaccination. COVID-19. Si vous avez des courbatures après le vaccin, pas d'inquiétude… c'est que vous avez trop pédalé ! Prenez rdv [rendez-vous] dès maintenant (…)* ». Et à ce *tweet* (actuellement *post*) est jointe une photo montrant des jeunes qui pédalent à la surface de l'eau, sans que l'on puisse dire s'il s'agit d'une mer ou d'une rivière. Mon rapport circonstancié, remis à ces parlementaires en avril 2022, dénonce ce *tweet* de Monsieur Olivier Véran. Mon alerte est donc fondée.

Aussi, ce 9 juin 2022, l'office parlementaire d'évaluation des choix scientifiques et technologiques conclut-il cette affaire en relevant, et sans détour aucun, que « *la communication institutionnelle* » des « *autorités sanitaires et politiques* », dont celle de Monsieur Olivier Véran en sa qualité de ministre de la santé, a manqué à ses trois devoirs de « *transparence* », de « *vérité* » et de « *probité* ».

L'office observe également que les personnes, qui ont fait confiance à ces discours diffusés par les médias traditionnels dominant le marché de l'information et qui sont touchées par des effets indésirables notamment graves, sont « *trop marginalisées* ».

Concernant le recueil du consentement pointé par le juge disciplinaire dans l'affaire Jérôme Marty, ces parlementaires relèvent, eux aussi, que « *des critiques ont été émises, estimant que la communication était disproportionnée en faveur de la vaccination, ne mettant pas les citoyens en situation de prendre une décision libre et éclairée* ».

L'office parlementaire constate que « *le traitement médiatique des bénéfices de la vaccination et des risques a été déterminant dans l'évaluation individuelle de la balance bénéfices/risques opérée par les citoyens* ». Il a été, en effet, déterminant pour extirper le consentement de ces citoyens, en particulier celui des personnes vulnérables. La vulnérabilité n'est pas liée seulement à l'âge ou à l'état de santé d'une personne humaine. Ne pas pouvoir accéder à une information compréhensible, fiable et vérifiable est la première des pauvretés, des inégalités, des vulnérabilités.

L'office parlementaire relève que ce traitement

médiatique de l'information *« pouvant faire varier l'adhésion sur des échelles de temps très courtes »*. Son efficacité est donc prouvée. Ce mur médiatique est l'un des puissants outils de la désinformation et de la tromperie.

L'office parlementaire confirme l'absence du contradictoire lors de la diffusion, par ces *« médias traditionnels »*, de l'information auprès de la population. Il observe que *« la diminution des prises de parole critiquant la vaccination sur les chaînes de télévision et de radio s'est accompagnée d'une meilleure adhésion à la vaccination »*.

Les parlementaires établissent ainsi un lien entre le non-respect du contradictoire par ces médias et le vice du consentement de la population. Il martèle que *« le fait que peu de médias majeurs aient questionné ouvertement l'intérêt et la sécurité de la vaccination a vraisemblablement contribué dans un premier temps au succès de la campagne vaccinale »*.

Cet office parlementaire observe que ce ne sont pas ces *« médias traditionnels »* qui ont été rappelés à l'ordre par l'autorité de régulation de la communication audiovisuelle et numérique. Cette autorité de régulation a fait plutôt le choix de ne dénoncer que l'un des *« médias majeurs »* qui a, lui, continué à s'interroger sur la réalité du rapport bénéfice/risque de ces vaccins contre la covid-19 : *« Quelques médias majeurs continuent néanmoins à questionner ouvertement l'intérêt et la sécurité de la vaccination. L'un deux a récemment été dénoncé par l'Autorité de régulation de la communication audiovisuelle et numérique pour la conduite de débats sans discours contradictoire et la possibilité de présenter un autre point de vue »*. Cette exigence du contradictoire semble donc sélective.

L'office parlementaire confirme également que *« la*

crainte d'effets secondaires [indésirables] » occupe « *la place prépondérante dans l'hésitation vaccinale* ». Il précise que « *la crainte d'effets indésirables demeure la principale raison de non-adhésion à la vaccination, dans un contexte où les vaccins utilisés en France reposent sur de nouvelles technologies* ». D'autant plus que les vaccins « *sont administrés à des personnes en bonne santé, le risque éventuel est donc moins bien accepté* ».

L'office parlementaire, créé par la loi, vient ainsi répondre de façon nette et précise aux qualifications d'« *antivax* » et de « *complotistes* » qui sont arbitrairement utilisées par les sans-arguments érigés en experts de tout et de rien. Pour des raisons obscures et inavouées, ces derniers cherchent vainement à dénigrer toute réflexion appelant à la prudence, toute demande exigeant un recueil d'un consentement libre et éclairé, et même toute personne – pourtant vaccinée – qui s'estime victime des effets indésirables notamment graves.

Parce qu'elles sont devenues justement porteuses, de façon inévitable et ostentatoire, de la signature visible, du stigmate indélébile, de l'indice impérissable, de la preuve ineffaçable d'une éventuelle dangerosité de ces vaccins protecteurs, ces personnes vaccinées et blessées qui déclarent des effets indésirables semblent subir le même isolement, la même solitude, le même abandon que ceux vécus par les professionnels de santé qui ont loyalement informé et alerté. Des alertes que ces personnes, aujourd'hui touchées par ces graves effets indésirables, n'ont pu écouter du fait du « *mur médiatique* » notamment, ou n'ont voulu entendre car elles semblaient privilégier plutôt leurs habituels désirs et besoins d'estime.

Certaines de ces personnes, se sentant aujourd'hui victimes de ces produits miraculeux, ont décidé de se faire vacciner tout en connaissant les incertitudes et les risques ; et auraient même participé à la stigmatisation des personnes non vaccinées et des professionnels de la santé qui ont informé et alerté de façon loyale. Comme le rappelle mon premier livre paru en 2013 sous le titre « *Le Spectre de l'Isotèle* », et concernant « *mon ami Amine Leblanc* » qui est abandonné dans un lieu étrange et depuis déjà un certain temps : « *Dans l'isolement d'Amine, je vois ma propre solitude. Elle me parle durant ma traversée du désert. Elle ne me quitte plus. Elle me stimule lorsque j'entends la voix de W. Jammes sans cesse me répéter que* « *l'on ne saurait inventer de châtiment plus infernal, même si pareille chose était matériellement possible, que d'être lâché dans une société et d'y rester complétement inaperçu de tous ses membres* » ».

Cette politique vaccinale utilisant désinformation, obligations et sanctions inédites a divisé la population, brisé les liens de travail, rompu les amitiés, fissuré les familles. Elle a fracturé la société en désignant des boucs émissaires successifs, en cascade. Le livre « *Le Spectre de l'Isotèle* » rappelle que « *L'amitié est souvent une notion galvaudée. Souvent, l'amitié de façade, de la fausse amitié, cède à la véritable trahison* ». Cette violence à l'égard des personnes non vaccinées a, selon l'office parlementaire, fait l'objet d'une alerte : « *Le Conseil d'orientation de la stratégie vaccinale alertait sur le risque d'une stigmatisation des personnes non-vaccinées dans sa note publiée le 3 février 2022* ». C'est une alerte qui est bien tardive. Alors, l'office alerte sur cette nouvelle stigmatisation, celle des personnes qui sont, cette fois, vaccinées : « *il apparaît essentiel que les autorités prennent la mesure de cette autre stigmatisation* ».

En réalité, la règle imposée par les autorités serait, d'une certaine manière, la suivante : « *Vaccinez-vous. Et taisez-vous* ».

Mais, les personnes vaccinées, et aujourd'hui touchées par des effets indésirables, reviennent souvent, voire systématiquement, chercher de l'aide, de la bienveillance et de l'humanité auprès des personnes non vaccinées et des professionnels de la santé qui ont loyalement alerté et qui ont été exclus de l'espèce humaine.

Par la disposition des choses, et doucement, une nouvelle société plus humaine semble spontanément se construire, sans aucune violence, et en marge de la brutalité distillée par les autorités. Mais, les pages de cette violence institutionnelle, si elles peuvent peut-être se tourner un jour, ne pourront jamais s'effacer. Elles sont définitivement et profondément gravées dans l'Histoire du pays de la « *déclaration* » des droits de l'Homme et du citoyen.

Il s'agit seulement d'une « *déclaration* », je le rappelle. Chez plusieurs personnes humaines, et à cause de cette politique vaccinale expérimentale et coercitive, l'effritement du bien-être social, du bien-être physique, et du bien-être mental est constaté. Ces trois bien-être sont pourtant les éléments constitutifs de la définition de la « *Santé* » selon l'organisation mondiale de la santé (OMS).

Désormais, il peut être aisément soutenu qu'une vraie distance nous éloigne du slogan publicitaire « *Tous vaccinés, tous protégés* ».

Plusieurs univers, des galaxies entières, diverses planètes, la lune et le soleil, des étoiles variées, de grands espaces, nombreux océans, des forêts et des savanes à l'infini, des déserts étendus, de multiples siècles, et des unités de mesure inédites nous éloignent suffisamment et sûrement des propos du célèbre docteur Jérôme Marty tenus ce 18 juin 2021 lors de l'émission *Les grandes gueules* de *Radio Monte-Carlo (RMC)* ; propos selon lesquels ce vaccin a des « *milliers d'années de recul* ». Et ce juge disciplinaire des médecins ne peut donc se prévaloir de ces recommandations de ces autorités publiques – dont l'ordre des médecins – pour épargner ce médecin généraliste de toute peine. Puisque ce docteur est investi, par la loi, d'une « *indépendance professionnelle* » qui est là non pas pour son petit confort et ses petits intérêts catégoriels et personnels, mais elle est là pour la protection du public et pour garder la confiance de la population.

Les deux faits justificatifs dégagés par ce juge disciplinaire ordinal ne peuvent donc prospérer.

Je vous le disais et vous le répète, ce voyage est inédit. Il m'est toujours impossible de vous dire s'il s'agit d'un rêve, d'un mythe, d'une comédie, ou d'une réalité.

Je vois un professeur d'histoire et de géographie diriger une agence régionale de santé. Puis, il devient ministre de la santé. Son nom est Rousseau. Son prénom est Aurélien. Dans ce film, je l'entends dire dans ces médias traditionnels que ces vaccins miraculeux contre la covid-19 n'ont pas d'effets indésirables. Je le vois rapidement quitter ce poste de ministre. Mais, avant sa démission, il publie le 7 décembre 2023 un *post (tweet)* sur le réseau social *X (Twitter)* dans lequel il semble dénoncer l'obligation vaccinale contre la covid-19 et ces passes sanitaire et vaccinal qui, selon l'ancien ministre de la santé Monsieur Olivier Véran, sont une « *obligation déguisée* ». Monsieur Aurélien Rousseau soutient ainsi publiquement : « *La santé publique, ce n'est pas de dire aux gens comment ils doivent vivre. Ce n'est pas un monde d'interdictions et obligations* ». S'ils ne relèvent pas de la santé publique, de quoi relèvent-ils alors ?

Je remonte au 13 mai 2023 et je vois un décret suspendre cette obligation vaccinale suite aux nouvelles recommandations de la haute autorité de santé (HAS). Celle-ci préconise même aux pouvoirs publics de faire évoluer le cadre juridique actuel afin que les obligations vaccinales des professionnels soient fondées sur notamment le risque d'exposition et sur les actes à risque ; et non plus sur une liste d'établissements ou organismes dans lesquels ils exercent. En cette année 2023, cette haute autorité de santé recommande même la levée de l'obligation vaccinale contre la diphtérie, le tétanos et la poliomyélite, sauf à Mayotte. Elle vient donc s'aligner exactement sur ce que j'ai proposé dans un article publié dès le 17 août 2021 dans le cadre de mes fonctions hospitalières. Cette haute autorité de santé constate qu'aux « *États-Unis, les Centers for Disease Control and Prevention (CDC) élaborent des recommandations reprises par chaque État. Aucune vaccination n'est présentée comme obligatoire par ceux-ci* ».

Concernant la gravité de cette covid-19, cette haute autorité de santé relève : « *Parmi les malades qui développent des symptômes, la plupart (environ 80 %) guérissent sans qu'il soit nécessaire de les hospitaliser* ». Là aussi, dès mon article précité du 17 août 2021, je rappelle le constat effectué dès le 17 juillet 2021 par les entreprises du médicament (LEEM) elles-mêmes : « *Le SARS-CoV-2 [à l'origine de la Covid-19] est un virus de la famille des coronavidés et du groupe des bétacoronavirus, comme ceux responsables du SRAS et du MERS. Ce virus est plus contagieux que ceux précédemment cités mais avec un moindre taux de mortalité* ».

En l'an 2023, et concernant la durée de protection de ces vaccins miraculeux pourvoyeurs de santé et de bonheur, massivement promus, vendus et injectés sous la ruse et la contrainte, cette même haute autorité de santé admet que « *les données disponibles montrent que l'efficacité des vaccins monovalents contre les formes symptomatiques et les formes graves de la maladie décline rapidement après l'administration du vaccin Covid-19, en primovaccination et/ou en rappel* ». Elle observe que cette « *baisse de protection [est] plus précoce chez les personnes de 80 ans et plus* ». De plus, elle estime qu'« *il convient de rappeler qu'à ce jour, il n'existe pas de données permettant de définir des corrélats de protection, c'est-à-dire l'existence d'un niveau de protection par rapport à un taux d'anticorps mesuré (…). De ce fait, les résultats des tests sérologiques ne permettent pas de statuer sur une protection conférée, que ce soit sur le niveau de la protection ou sur sa durée dans le temps* ».

Cette aventure se poursuit. Et le 13 juin 2023, le Conseil d'État accepte la demande d'un pharmacien d'officine qui sollicite l'annulation de l'instruction du ministre de la santé, Monsieur Olivier Véran, du 28 octobre 2021. Cette instruction du ministre concerne le contrôle de l'obligation vaccinale contre la Covid-19 des professionnels de santé libéraux. La plus haute juridiction administrative juge que « *le ministre chargé de la santé a ajouté aux dispositions de l'article 14 de la loi du 5 août 2021* » une « *règle nouvelle* ». Il juge que le ministre a « *ainsi fixé une règle nouvelle entachée d'incompétence* ». C'est-à-dire, Monsieur Olivier Véran a joué au législateur. Il a pris la place du parlement, et a façonné sa propre loi coercitive.

Puis, je suis envoyé dans le futur. De loin, j'assiste à un colloque organisé le 8 mai 2024. J'entends une ancienne directrice d'une agence régionale de santé, maintenant qu'elle est partie à la retraite, déclarer ceci : « *Je cherchais à ne pas ouvrir de centres de vaccination Covid* ». Elle prend donc ses distances avec notamment l'affiche publiée par certaines agences régionales de santé. Je pense à l'affiche qui montre deux jeunes, une fille et un garçon, s'embrassant langoureusement avec le message suivant : « *OUI, LE VACCIN PEUT AVOIR DES EFFETS DÉSIRABLES* ». D'ailleurs, l'office parlementaire n'a pas manqué d'interroger Monsieur Jean-Yves GRALL en ses qualités de directeur général de l'agence régionale de santé Auvergne-Rhône-Alpes et de président du collège des directeurs généraux des agences régionales de santé.

Je reviens en arrière, à toujours ce mois de juin 2022. Et je commence à lire le commentaire du code de déontologie des médecins tel qu'il est écrit par l'ordre des médecins lui-même. Cet ordre, qui a forcé dès le 7 mars 2021 les soignants à se vacciner avec le produit du laboratoire *Astra Zeneca*, se souvient brusquement de l'un des premiers principes de la médecine française : celui de « *la primauté de la personne* ». Ce principe « *est affirmé dès l'article 2* » de ce code de déontologie, dit cet ordre des médecins. Soudainement, cet ordre se rappelle que « *Tout d'abord le médecin est au service de* « *l'individu* » *avant d'être à celui de* « *la santé publique* ». Il retrouve la mémoire et rappelle que « *L'individu passe, en France, avant la collectivité* ». C'est un festival de mémoires retrouvées. Il précise ce qui est consacré par la convention d'Oviedo : « *l'intérêt et le bien de l'être humain doivent prévaloir sur le seul intérêt de la société ou de la science* ». Il s'agit de la convention pour la protection des droits de l'Homme et de la dignité de l'être humain à l'égard des applications de la biologie et de la médecine. L'ordre des médecins ajoute que « *le médecin doit se garder, dans cette action de santé publique, des effets pervers d'une prévention collective autoritaire* ». Il pense sans doute à notamment certains médias traditionnels dominant le marché qui voulaient aller « *chercher chez eux* », et « *avec les menottes* », les personnes non vaccinées contre la covid-19. Ou, peut-être, fait-il allusion à certains détenteurs de l'autorité qui auraient déclaré avoir « *très envie d'emmerder* », et « *jusqu'au bout* », ces personnes non vaccinées. Ou, peut-être aussi, dénonce-t-il ce solitaire communiqué de presse de l'ordre national des pharmaciens en date du 27 septembre 2021. En ce mois de juin 2022, l'ordre des médecins semble donc guéri de son amnésie et vient rejeter ces « *effets pervers d'une prévention collective autoritaire* » dans le domaine de la santé.

Ces différents et passionnants voyages dans le temps et dans l'espace, qui me sont offerts dans cette aventure par ces feuilles en papier, me permettent d'explorer plusieurs domaines.

Je vois de multiples et historiques tentations autoritaires, totalitaires, violentes qui s'intéressent aux corps humains d'autrui, pour des raisons variées, dans divers régimes et à différentes époques.

Je suis transporté au XIXe siècle, à l'an 1886, et j'aperçois le docteur Monnin, médecin inspecteur des écoles de la ville de Paris, promouvoir ceci : « *Les écoliers, il faut le dire sont généralement fort malpropres. Aussi les instituteurs devront-ils à chaque classe, inspecter la figure, les mains, la tête, le linge et les vêtements des enfants ; veiller par une visite hebdomadaire complète à ce que les lavages et les bains leur soient donnés régulièrement ; faire de fréquents reproches, au sujet de la propreté, non seulement aux enfants, mais surtout aux parents ; si ces reproches sont inutiles, recourir aux punitions ; et finalement, si l'on se heurte, malgré tout, à l'indocilité et au mauvais vouloir, ne pas hésiter à renvoyer les enfants dans leurs familles* ».

Je remonte encore en arrière et j'atterris au XVIe

siècle. J'observe avec regret ce que la foi dans les progrès scientifiques peut faire. Elle incite à des expériences sur les *« corps vils »* qui sont *« jugés de peu de valeur : les détenus, les internés, les esclaves, les indigènes, les prostituées »*, comme le rappelle en 2021 un professeur agrégé de droit public à l'université de Perpignan, Monsieur Philippe Ségur.

Mais, à notre époque, j'entends le garde des sceaux et ministre de la justice, Monsieur Éric Dupond-Moretti, qui est aussi avocat, affirmer dans les médias traditionnels qui dominent le marché de l'information : *« Les détenus ne sont pas des cobayes ! Ils ont le droit de refuser la vaccination. C'est une question de dignité »*.

Cet article, publié en 2021 par Monsieur Philippe Ségur dans une revue juridique en ligne, convoque aussi le XVIIIe siècle. Je lis que *« des médecins se livrent à des expériences sur des esclaves noirs dans les colonies européennes des Antilles et d'Amérique du Nord »*. À ce moment, je suis prévenu des nouvelles turbulences qui se profilent. Cet article, diffusé en 2021 dans la revue des droits et libertés fondamentaux, s'intéresse aussi à une période sombre de l'Histoire. Il décrit des faits relevés lors d'une parenthèse constitutionnelle. Il ose évoquer la période nazie : *« Le IIIe Reich a procédé à des expériences à vaste échelle sur des juifs déportés. À Auschwitz, à Buchenwald, à Dachau, à Natzwzeiler, les médecins nazis ont utilisé des cobayes humains auxquels ont été inoculés des pathogènes tels que le typhus, la fièvre jaune, la variole, la typhoïde, le choléra et la diphtérie afin de chercher des vaccins ou de mettre au point des traitements permettant l'immunité »*.

Puis, ce professeur de droit rappelle que malgré le procès de Nuremberg qui avait condamné des médecins, des fonctionnaires et des juges ayant adhéré à cette doctrine clinique nazie et à ces expérimentations sans consentement chez l'être humain et malgré le code de Nuremberg qui a été élaboré suite à ce procès, d'autres expérimentations ont eu lieu après cette période nazie. Il décrit que « *tout au long du XXᵉ siècle, d'autres drames ont résulté d'expérimentations médicales sans l'accord des personnes (...) : alimentation d'enfants retardés avec des céréales radioactives (...) faux traitements administrés à des Noirs atteints de syphilis (...) contamination d'enfants handicapés mentaux à l'hépatite (...) essai sur 20 000 Américains du Thalidomide (...) injection de cellules cancéreuses à des malades âgés et indigents (...)* ».

Alors, ce professeur de droit rappelle que « *le libre consentement* » est « *un frein à l'expérimentation médicale* ». Il démontre que ce « *libre consentement* » constitue « *un obstacle à l'obligation vaccinale* ». Il soulève donc « *le conflit historique entre l'éthique et l'expérimentation médicale* » qui a conduit à « *la consécration du consentement éclairé après 1947* » par notamment le « *Code de Nuremberg* » suite au procès de Nuremberg qui a jugé ces médecins, ces fonctionnaires et ces juges.

Cet article de 2021 du professeur Philippe Ségur s'intitule « *SUR LA LICÉITÉ D'UNE OBLIGATION VACCINALE ANTI-COVID* ». Concernant ces vaccins contre la covid-19, il relève « *le caractère inédit des procédés vaccinaux utilisés* ». Il affirme : « *Le fait qu'il s'agisse d'une vaccination en phase expérimentale ne saurait donc faire de doute* ». Son analyse le conduit à constater « *une expérimentation vaccinale à grande échelle inédite dans l'histoire de la médecine* ».

Puis, soudainement, je me retrouve présent à distance dans une manifestation qui se déroule le 18 septembre 2021. J'écoute un autre professeur de droit. Il s'agit de Monsieur Olivier Tournafond. Il alerte en ces termes : « *Je suis Professeur de droit à l'Université de Paris XII (...) et alors je suis hostile à ce qui est en train d'être instauré en France (...) Quant au vaccin, il est dangereux et de surcroît un moyen de contraindre les gens et on ne connaît pas les effets secondaires du vaccin ni à moyen terme ni à long terme et à court terme on sait déjà qu'il y a des effets toxiques. Donc malheureusement, on est en présence d'une politique à caractère criminel qui vise à prendre en otage la population et qui vise aussi à mettre en place un régime totalitaire (...) ».*

Je reste encerclé par des professeurs de droit jusqu'à notamment ce 21 décembre 2021 inclus. Jour où un troisième professeur, auteur de nombreux ouvrages de droit, s'exprime dans le journal *Le Figaro*. C'est Madame Muriel Fabre-Magnan. Son article est une charge en règle contre les juridictions françaises. Le titre de cet article est : « *L'État de droit est-il malade du Covid-19 ?* ». Elle constate notamment que « *depuis deux ans, la saga juridique autour du Covid-19 à laquelle nous assistons illustre – ad nauseam – le remplacement du droit par l'arbitraire du pouvoir* ». Et elle rappelle que « *Notre démocratie n'est pas un acquis irréversible. Elle est faite du respect de règles ou, comme le dit Olivier Jouanjan dans son magistral dernier livre (Justifier l'injustifiable. L'ordre du discours juridique nazi, PUF, 2017), d'un minimum de formes* ».

Intrigué, je me procure alors ce livre de ce Monsieur Olivier Jouanjan. Je le reçois et me mets à le lire sans tarder.

« *Comment va-t-on d'une lotion capillaire [d'une firme pharmaceutique] aux doctrines nazies ?* ». Telle est la question qui est traitée en 2017 par ledit Olivier Jouanjan dans ce livre « *Justifier l'injustifiable. L'ordre du discours juridique nazi, PUF, 2017* ». L'auteur est un professeur de droit public à l'université Paris 2 Panthéon-

Assas, professeur honoraire à l'université Albert-Ludwig de Fribourg-en-Brisgau, membre honoraire de l'institut universitaire de France et ancien *Fellow* du *Wissenschaftskolleg* de Berlin.

Ce livre d'Olivier Jouanjan explique : « *Par un exercice de tératologie juridique est ici mise au jour la façon dont les oxymores et inversions d'un langage totalitaire viennent bouleverser, renverser et travestir la langue du droit léguée par Rome, afin de justifier « en droit » l'injustifiable moral. Invitation à penser le droit « normal » et les enjeux de ses mutations actuelles qui semblent abandonner les ressources de son trésor latin – son abstraction et sa conceptualité –, cet essai ne se réserve pas aux seuls spécialistes ; il est porté par la conviction que l'analyse d'un versant monstrueux peut aider, en contrepoint, à méditer l'ordre raisonnable du droit* ». Ce livre commence par l'histoire d'une firme pharmaceutique qui vend une lotion capillaire :

« *Penser le nazisme ?*

Le voyage commence vers 1900 à Kolberg, ville moyenne de Poméranie qui offre une agréable villégiature sur les côtes de la Baltique. Aujourd'hui, elle est polonaise, mais à l'époque elle est solidement amarrée à la Prusse et donc au Reich. On s'y active en 1900 et l'entreprise familiale fondée durant la première moitié du XIXe siècle par le pharmacien Carl Lück connaît une ascension prodigieuse et devient en 1900 précisément la firme AOK (Anhalt Ostseebad Kolberg). Son produit-phare est une lotion capillaire qui porte le nom de Javol : « Javolise tes cheveux ! Javol est unique », dit la réclame. *Avec Javol, finies les disgrâces de la calvitie ! Et la lotion coule à flot dans le monde entier. Mais la réclame ne dit rien des effets que Javol pourrait produire sous les crânes dégarnis, dans les cerveaux plus ou moins garnis.*

Comment va-t-on d'une lotion capillaire aux doctrines nazies ? (...). »

Et la page « *132* » de ce livre d'Olivier Jouanjan propose un paragraphe intitulé « *DEVENIR UN JURISTE NAZI* ».

Je poursuis l'exploration qui me livre des leçons utiles à la compréhension du monde qui m'entoure. Car, je n'ai toujours pas résolu l'équation qui me hante : est-ce un rêve, un mythe, une comédie, ou une réalité ?

J'arrive à la Sorbonne en l'an 2013. Ce 21 février 2013, j'entends une voix qui rappelle que « *ces fonctionnaires se cachaient derrière leur devoir de réserve, prévu par les textes ; par l'obligation de neutralité estimant que leur seule mission, que leur seul devoir était d'obéir. Alors, ils ont obéi* ». Je tente d'en savoir un peu plus, et je réussis à trouver une place dans cette salle qui accueille d'éminentes personnalités. Je réalise que je viens d'entendre la voix du président de la République française. Il s'agit du « *discours lors de la séance inaugurale du colloque* » portant sur les « *Fonctionnaires dans l'Europe des dictatures 1933-1948* ». Un nouveau voyage m'est donc proposé. Ce président de la République tient ce discours devant notamment le ministre, le vice-président du Conseil d'État, le recteur, le président de l'école des hautes études en sciences sociales. Il soutient que ce sujet constitue « *une question qui peut paraître lointaine au moment où nous avons à faire nos propres choix* ». Autant dire que je suis captivé. Il parle car il estime « *que de notre histoire nous pouvons tirer des leçons qui restent précieuses. Pour non seulement comprendre le présent. Mais préparer l'avenir* ». Il rappelle qu'« *il y a des moments dans l'Histoire où rien n'est plus important que de faire des choix. Pour son pays. Pour l'État. Et pour soi-même ».* Le temps s'arrête. Je suis concentré. Le président s'interroge *« sur la décision des fonctionnaires, placés devant le dilemme terrible, dans une période elle-même épouvantable : de continuer à servir l'État ; ou d'obéir à leur conscience ».* Il revient sur *« La France de Vichy »,* sur l'État Français, et rappelle que *« (...) le choix était dramatique : Faire son travail, donc courir des risques moraux et abstraits ; ou pratiquer la désobéissance civile, donc s'exposer à des dangers physiques et immédiats ».* Il observe que *« la plupart des français ont donc décidé de poursuivre leur travail. Ce fut aussi l'attitude de l'essentiel de l'Administration ».* Je prends des notes et tente de ne rien manquer. Le président de la République *« décrit cruellement les motivations des fonctionnaires de l'époque : d'abord les collaborationnistes convaincus, les partisans de la révolution nationale. Ensuite, les serviteurs zélés, il y en a à toutes les époques, les ambitieux pressés, y compris de rompre avec la République si ça pouvait faciliter leur carrière. Mais, c'était en réalité une minorité. La plus grande masse c'était (...) ceux qui servir (...) sans arrière-pensée et parfois sans pensée du tout. Ce qui peut arriver. Ces fonctionnaires se cachaient derrière leur devoir de réserve, prévu par les textes ; par l'obligation de neutralité estimant que leur seule mission, que leur seul devoir était d'obéir. Alors, ils ont obéi. Comment expliquer cette soumission ? (...) cette résignation, ce renoncement ? D'abord, les historiens le diront mieux que moi, par le choc de la défaite. Comme les autres français, les fonctionnaires se sont rattachés le plus souvent à celui qui leur semblait être un point d'ancrage : le Maréchal Pétain. Ensuite, la fascination pour l'autorité, sans doute également la peur de s'y soustraire. Mais, il y eut également le mythe du gouvernement des technocrates.*

De l'Administration impartiale (...) Elle était l'État. Et pourtant l'État venait de changer de nature. (...) ». C'est passionnant. Ce président de la République souligne que la différence entre les régimes de séparation des pouvoirs et ceux de la confusion des pouvoirs est une différence de degré, et non de nature. Ce degré dépend de la position du curseur qui peut glisser, de façon insidieuse, vers des régimes indésirables.

Mais, les médecins et les pharmaciens ne sont pas des fonctionnaires. Je cherche toujours d'autres indices. Une voix, à peine audible, me suggère de regarder en direction des conseillers des différents présidents de la République. Mes recherches me conduisent vers d'autres feuilles. Je suis orienté vers Monsieur Jacques Attali, en particulier vers l'un de ses livres. Je suis attiré par son livre intitulé *« L'ordre cannibale. Vie et mort de la médecine »* qui est paru en 1979. J'arrive à la page « 216 », et je lis : *« Et le Docteur Grote, adjoint du Docteur Wagner, peut, dès 1937, déclarer : « Autrefois, le médecin s'occupait de l'individu. Aujourd'hui, il est au service du peuple allemand tout entier. Il est devenu le guide de sa santé. Le but des ordonnances des dirigeants médicaux est de faire du médecin en charge de l'individu un médecin en charge du peuple allemand » ».* À ce moment, je comprends alors l'importance de ce que l'ordre des médecins est venu rappeler, avec instance, en ce mois de juin 2022. En fait, il s'éloigne de cette sombre période en demandant aux médecins de s'occuper de leurs patients, et non de donner des leçons à toute la population.

Juste en dessous, je découvre la suite de *« L'ordre cannibale. Vie et mort de la médecine ».* Je peux lire : *« Le véhicule essentiel de l'idéologie est le corps de santé de la Hitler-Jugend institué le 1er mai 1939 pour sélectionner les nouveaux membres des Jeunesses hitlériennes. Il* *emploie quatre mille médecins et s'adjoint la collaboration de trente mille médecins civils. Chaque année au printemps, il examine tous les garçons et filles entrant dans leur dixième année, à qui, à l'issue de cet examen, est distribué un livret médical à conserver toute leur vie et dans lequel sont consignées toutes les règles d'une vie hygiénique. En 1939, année consacrée à l'amélioration de la santé, le médecin général des Jeunesses hitlériennes rédige les dix commandements de la santé, forme exemplaire et absolue de l'idéologie clinique nazie :*

« 1) Ton corps appartient à la nation, ton devoir est de veiller sur toi-même.

2) Tu dois rester propre, être en bonne santé et « en forme ». Le soleil, l'air pur et l'eau t'aideront.

3) (...).

10) N'oublie pas, avant toute chose, que ton devoir est de veiller à ta santé » ».

En réalité, ces lignes me rappellent ce que j'ai appris sur les bancs des facultés de droit et à l'école des hautes études en santé publique. Mais, une autre voix m'indique un nouveau chemin vers d'autres auteurs.

En 1995, un premier auteur de brèves histoires de l'éducation pour la santé et de ses approches propose une autre piste : « *Pour assurer les conditions de travail optimales en termes de rendement et donc de profit, les classes dirigeantes se sont intéressées à la santé des classes laborieuses* ». Un deuxième auteur porte un autre regard sur cette éducation pour la santé. En 1984, il soutient ceci : « *On entreprend alors d'apprendre aux pauvres les bonnes manières des riches* ».

Mais, quelle est donc la réelle définition de la « Santé » ? Un chirurgien répond : « *La santé, c'est la vie dans le silence des organes* ». Mais en 1923, selon le docteur *Knock ou le Triomphe de la médecine* : « *Tout bien portant est un malade qui s'ignore. La santé est un état précaire qui ne présage rien de bon* ». Des épidémies de tests et de médias deviendraient-elles donc une pandémie de malades, et tenteraient-elles alors de justifier ultérieurement une mise accélérée sur le marché de l'information de produits miraculeux et sauveurs ?

Le flou ambiant est total. La confusion est à son maximum. Quand c'est flou, c'est qu'il y a un loup dans la vallée. Et là, je n'ai toujours pas su répondre à l'équation posée. Mais, l'exploration se poursuit.

Tout est inédit dans ce rêve, mythe, comédie ou réalité. Je me souviens de mon arrivée, en 2002, à la pharmacie à usage intérieur de l'hôpital de Cholet. Je commence par enseigner à toute l'équipe, dont les pharmaciens, les bonnes pratiques de fabrication des médicaments. Je ne pense pas me tromper beaucoup en disant que le médecin « *pharmacologue* » le professeur Mathieu Molimard, et son collègue responsable du centre régional de pharmacovigilance le professeur Francesco Salvo ainsi que le docteur Jérôme Marty et l'épidémiologiste le professeur Dominique Costagliola auraient pu suivre un tel cours. Aussi, aurais-je pu leur faire découvrir, avec précision, ce qu'est notamment l'art de fabriquer un médicament. Ils auraient ainsi pu débuter ce voyage en compagnie de Claudius Galenus, connu sous le nom de Galien. C'est l'un de mes principaux ancêtres professionnels auquel j'ai prêté Serment il y a plus de 20 ans avant le début de mon exercice professionnel. Parler de Galien nous propulse au IIe siècle de notre ère. Galien est originaire de Pergame en Asie Mineure. Mais, il fait sa vie à Rome. C'est l'un des médecins de l'empereur romain, Marc Aurèle, et de ses successeurs Commode et Septime Sévère. Galien est aussi pharmacien. C'est l'un des maîtres de la pharmacie galénique, cet art qui façonne la conception d'un médicament.

En l'an 2025, et pour illustrer ce cours, je peux prendre un exemple concret, celui du vaccin miraculeux contre la Covid-19 des laboratoires *BioNTech/Pfizer* (COMIRNATY®). Il est pris comme exemple car c'est le premier autorisé, le plus injecté, et c'est donc lui qui offre le plus de recul. Mais, il y a lieu de préciser que le raisonnement adopté peut être transposé aux trois autres vaccins magiques contre cette maladie dont celui du laboratoire *Astra Zeneca*. En outre, comme source d'information officielle, je propose l'annexe II de l'autorisation de mise sur le marché (AMM) *« conditionnelle »*. Cette source fait l'unanimité car elle est rédigée par le fabricant et entièrement approuvée par les différentes autorités de régulation européennes et françaises, et notamment la commission européenne, l'agence européenne du médicament (EMA), l'agence nationale de sécurité du médicament et des produits de santé (ANSM), la haute autorité de santé (HAS).

Mes cours ne sont pas des classiques descendants et ne se fondent pas sur une pyramide des prétendus savoirs. Ils sont de nature participative qui favorise les échanges. Je pourrais donc proposer, par exemple, au *« pharmacologue »* et professeur Mathieu Molimard de lire le paragraphe *« E »* de cet annexe II de ladite autorisation de mise sur le marché (AMM) octroyée dès décembre 2020. Mais, je vais lire ce contenu à haute voix.

Ce paragraphe E de cet annexe II indique que les autorités étaient en attente de preuves complémentaires concernant la substance active, les excipients, le procédé de fabrication, la reproductibilité des lots notamment. Des *« données supplémentaires »* étaient attendues concernant ladite *« composition »*. Selon un calendrier établi par les autorités, ces preuves complémentaires concernent : « *la caractérisation de la substance active et du produit fini* » ; le renforcement de la « *stratégie de contrôle* » afin d'assurer une « *qualité constante du produit* » ; des « *données de validation supplémentaire* » en vue de « *confirmer la reproductibilité du procédé de fabrication du produit fini* » ; le « *procédé de synthèse* » et la « *stratégie de contrôle* » de deux excipients qui seraient nouveaux (« *ALC-0315* » et « *ALC-0159* »), en vue de confirmer leurs « *profils de pureté* » et d'assurer un « *contrôle de qualité* » et une « *reproducibilité entre les lots tout au long du cycle de vie du produit fini* ». De même, « *en vue de confirmer l'efficacité et la sécurité* » du vaccin, deux rapports sont attendus par les agences de régulation respectivement pour « *décembre 2023* » et « *juillet 2024* ».

Cette AMM « *conditionnelle* » démontre donc, dès ce mois de décembre 2020, que même la qualité intrinsèque de ce produit magique n'était pas totalement caractérisée. Elle n'était pas complètement maîtrisée. Cette AMM, cette carte grise autorisant la circulation du médicament, précise que ce vaccin contre la covid-19 est « *soumis à prescription médicale* ». Elle informe que « *la libération officielle des lots sera effectuée par un laboratoire d'État ou un laboratoire désigné à cet effet* ».

Peut-on inviter des passagers à embarquer dans un avion alors que la construction de ce dernier n'est pas terminée, et sans même informer ces voyageurs ? Peut-on dire à ces passagers : « *Ne vous inquiétez pas, l'avion est sûr et efficace, les éléments manquants dont l'aile droite et le réacteur de gauche seront produits et contrôlés durant le vol, nous avons une autorisation de circulation conditionnelle qui présente les mêmes garanties de sécurité qu'une autorisation classique* » ?

En tant que pharmacien, je dis qu'aucun lot du

vaccin n'aurait dû être libéré. La libération d'un lot d'un médicament obéit à des normes strictes et relève de la responsabilité du pharmacien, et non de celle du médecin. Et *a minima*, ces incertitudes auraient dû être portées à la connaissance de toute personne humaine avant le recueil de son consentement, et donc avant l'injection de ce produit.

Par ailleurs, cette autorisation de mise sur le marché (AMM) atteste que ce vaccin « *est toujours en cours d'évaluation dans les essais cliniques* ». Elle l'affirme encore au mois de mai 2024, et cela malgré sa récente mise à jour. Elle l'affirmait déjà depuis ce mois de décembre 2020.

Ce vaccin est autorisé à circuler sur le marché alors même que sa mise au point n'est pas achevée. Ce qui est inédit pour un pharmacien comme moi.

Lors de l'audition publique au Sénat du 24 mai 2022 précitée, le public assiste en direct à la seule coupure constatée : celle de mon intervention.

Cette coupure se produit dès que je commence à présenter ces « *incertitudes* » qui concernent cette « *composition (substance active et excipients), ce procédé de fabrication, cette reproductibilité des lots* » de ces vaccins miraculeux contre la covid-19. Pourtant, je ne fais que lire le contenu de ce « *paragraphe E* » de cet « *annexe II* » de cette autorisation de mise sur le marché (AMM) « *conditionnelle* ». Je n'ai donc rien inventé. Tout était écrit par les fabricants eux-mêmes. Tout était validé, et disponible puisque publié par les autorités sanitaires elles-mêmes.

Aussi, et brusquement, le président de l'office parlementaire, Monsieur Cédric Villani, m'informe-t-il de cet incident. Il me demande d'interrompre mon exposé. La réaction du public présent à distance est immédiate. De nombreux commentaires et réactions d'indignation sont enregistrés. Puis, alors que nous sommes hors de la vue du public, Monsieur Cédric Villani s'étonne de cette coupure. À trois reprises, il dit : « *En plusieurs années de présidence, je n'ai jamais vu ça* ». Il répète cette phrase trois fois, avant d'ajouter en s'adressant directement à la main invisible du prétendu fantôme qui serait à l'origine de cette rupture du débat : « *Soit vous rétablissez la connexion, soit je reporte l'audition de Monsieur UMLIL. Il est hors de question que je bâcle l'audition de Monsieur UMLIL* ». Le message est entendu par les surveillants invisibles du mur paranormal qui guettent cette première audition publique, contradictoire et utile. La connexion avec le public est rétablie quelques minutes plus tard. Au total, la coupure a duré une trentaine de minutes. Monsieur Cédric Villani me demande alors de reprendre mon exposé au moment de la survenue de cette incroyable mais vraie coupure. Ce que je fais.

Je me souviens également des attaques lancées à l'égard de l'hôpital de Cholet, et de son centre territorial d'information indépendante et d'avis pharmaceutiques (CTIAP) placé sous ma responsabilité depuis 2010. Ces intimidations et ces menaces commencent dès que j'ai publié ces incertitudes qui concernent cette qualité intrinsèque, c'est-à-dire le cœur même de ces vaccins magiques. Les auteurs de ces attaques sont notamment des personnes anonymes, mais aussi des journalistes de l'*agence France presse (AFP)-Factuel*, du *Courrier de l'Ouest*, d'*Ouest-France*, et plus tard dudit journal *Libération-CheckNews* et du journal *Le Parisien*. Pourtant, la presse nationale et locale faisait l'éloge de mes travaux pendant plusieurs années.

Dès le début, dès ce mois de décembre 2020, le comité consultatif national d'éthique (CCNE) admet « *qu'il ne faut pas sous-estimer les incertitudes qui subsistent* ».

Lors de l'essai clinique mené chez l'être humain, comment a-t-on pu comparer les résultats obtenus dans le groupe vacciné par ces produits miraculeux contre la covid-19 avec ceux observés dans le groupe témoin, si le premier groupe avait reçu des lots différents du vaccin expérimental (étant donné que ladite reproductibilité des lots de ce vaccin expérimental contre la covid-19 n'était pas maîtrisée) ?

D'ailleurs, la première formulation du vaccin des laboratoires *BioNTech/Pfizer*, qui avait été injectée à des milliers voire à des millions de personnes humaines, a été modifiée et n'est plus disponible ni sur le site internet de l'agence nationale de sécurité du médicament et des produits de santé (ANSM), ni sur le site internet du dictionnaire VIDAL®.

À la veille dudit rapport attendu, par les autorités depuis décembre 2020, pour *« juillet 2024 »*, cette autorisation de mise sur le marché (AMM) indique encore en ce mois de mai 2024 qu'il s'agit toujours d'une mise au point inachevée.

En ce mois de mai 2024, cette autorisation de mise sur le marché (AMM) continue, en effet, d'autoriser ce vaccin expérimental chez des populations humaines tout en précisant, en même temps, qu'aucune évaluation sérieuse de l'efficacité et de la sécurité n'a été effectuée chez ces êtres humains, tels que les immunodéprimés et les enfants. D'ailleurs, elle ne recommande plus qu'*« une dose unique »*. Une exception est toutefois notée chez les personnes sévèrement immunodéprimées.

Chez ces dernières, elle autorise des *« doses supplémentaires »* mais sans préciser leur nombre, ce qui est surprenant : *« Des doses supplémentaires peuvent être administrées chez les personnes sévèrement immunodéprimées, conformément aux recommandations nationales (voir rubrique 4.4). »*. Et quand je me réfère à cette même « *rubrique 4.4* », je découvre le néant : « **4.4 Mises en garde spéciales et précautions d'emploi**. *Personnes immunodéprimées*. L'efficacité et la sécurité du vaccin n'ont pas été évaluées chez les sujets immunodéprimés, y compris ceux recevant un traitement immunosuppresseur. L'efficacité de Comirnaty peut être diminuée chez les sujets immunodéprimés ».

Selon cette autorisation de mise sur le marché (AMM), dans la « *population pédiatrique* », ce vaccin est autorisé avant la disponibilité des résultats des études : « *L'Agence européenne des médicaments a différé l'obligation de soumettre les résultats d'études réalisées avec Comirnaty dans la population pédiatrique pour la prévention de la COVID-19* ». Chez les enfants âgés de 6 mois à 4 ans, cette AMM précise que *« Des formulations pédiatriques sont disponibles pour les nourrissons et les enfants âgés de 6 mois à 4 ans »*. Elle mentionne l'absence de données d'efficacité et de sécurité chez les nourrissons : « *La sécurité et l'efficacité du vaccin chez les nourrissons âgés de moins de 6 mois n'ont pas encore été établies* ».

Lors de l'audition publique diffusée le 24 mai 2022 en direct du Sénat dans le cadre de l'enquête menée par l'office parlementaire, une sénatrice, Madame Laurence Muller-Bronn, informe, en se basant sur un article du journal *Le Monde*, que des milliers d'enfants âgés de moins de 5 ans auraient été vaccinés sans autorisation de mise sur le marché, et avec des doses adultes.

Cette autorisation de mise sur le marché (AMM) informe qu'« *aucune étude de génotoxicité ou de cancérogénicité n'a été réalisée* ». Elle indique qu'« *aucune étude d'interaction n'a été réalisée. L'administration concomitante de Comirnaty avec d'autres vaccins n'a pas été étudiée* ». Et pourtant, dans les médias traditionnels dominants, il a été conseillé à la population de se faire vacciner simultanément, en même temps, contre la covid-19 et contre la grippe. En 2024, cette AMM confirme toujours que *« la durée de protection conférée par le vaccin n'est pas établie et est toujours en cours d'évaluation dans les essais cliniques »*.

Il s'agit donc bien d'une mise au point d'un vaccin contre la covid-19.

Le cours est terminé.

Je saisis cette occasion pour demander des nouvelles concernant une pharmacienne qui exercerait au centre hospitalier universitaire (CHU) de Bordeaux. Je demande ces nouvelles auprès des deux bordelais qui travaillent dans ce même CHU, à savoir les professeurs Mathieu Molimard et Francesco Salvo. Dans un article de presse publié, le 3 octobre 2022, dans le journal *Sud-Ouest*, je lis que cette pharmacienne du CHU de Bordeaux aurait été sévèrement condamnée par le tribunal judiciaire correctionnel. Cet article indique : *« La juridiction a condamné une professeure de pharmacie, cheffe de pôle au CHU, à 100 000 euros d'amende dont 25 000 euros ferme pour avoir entretenu des liens non déclarés avec MSD, tout en occupant un poste clé dans le choix de l'arsenal de médicaments de l'hôpital »*. Cette pharmacienne ne serait pas la seule condamnée pour ce type de faits.

Madame Agnès Firmin-Le-Bodo aurait été, elle aussi, condamnée au pénal suite aux cadeaux qu'elle aurait reçus d'un laboratoire pharmaceutique. Elle est pharmacienne d'officine, et députée. Fin 2023, elle devient même ministre de la santé après la démission de Monsieur Aurélien Rousseau. Le 8 janvier 2024, le journal *Mediapart*, qui a révélé cette affaire fin décembre 2023, publie un nouvel article sous le titre : *« L'affaire Firmin Le Bodo, « un cas d'école de délinquance en col blanc » »*. Puis, le 17 octobre 2024, ce même journal publie un article intitulé : « *L'ex-ministre de la santé Agnès Firmin Le Bodo condamnée pour ses liens avec l'industrie pharmaceutique* ». Cet article de *Mediapart* commence ainsi : « *Pharmacienne de profession, Agnès Firmin Le Bodo a reçu de nombreux cadeaux de la part des laboratoires Urgo, de 2015 à 2020. L'ancienne ministre, qui siège aujourd'hui à l'Assemblée nationale, a reconnu les faits au terme d'une procédure de plaider-coupable, selon les informations de Mediapart* ». J'ignore si Madame Agnès Firmin-Le-Bodo a interjeté appel contre cette condamnation.

Étonnantes feuilles en papier que je décide enfin de découvrir en ce mois de janvier 2025. Mais, elles ne sont pas les seules feuilles que j'explore durant ce même mois.

En ce début de mois de janvier 2025, je reçois également une correspondance signée par Madame Carine Wolf-Thal en sa qualité de présidente du conseil national de l'ordre des pharmaciens. Là aussi, je ne sais s'il s'agit d'un rêve, d'un mythe, d'une comédie, ou d'une réalité.

Je crois comprendre que Madame Carine Wolf-Thal a enfin décidé de répondre aux faits que je lui avais adressés en temps réel bien avant le début, en décembre 2020, de cette vaccination massive, expérimentale et magique. Depuis cette date, et de façon régulière, j'ai envoyé à Madame Carine Wolf-Thal une succession de preuves chronologiques livrées entre guillemets avec les références *ad hoc*, à savoir les écrits : de l'office parlementaire d'évaluation des choix scientifiques et technologiques du 9 juin 2022 ; du ministère de la santé ; du ministre de la santé ; de la haute autorité de santé (HAS) ; de l'agence nationale de sécurité du médicament et des produits de santé (ANSM) ; de l'agence européenne du médicament (EMA) ; de l'académie de médecine ; de l'inspection générale des affaires sociales (IGAS) ; de l'autorisation de mise sur le marché (AMM) notamment du vaccin contre la covid-19 des laboratoires *BioNTech/Pfizer* ; du conseil scientifique du collège national des médecins généralistes enseignants (CNGE) ; du Conseil d'État ; du conseil d'orientation de la stratégie vaccinale (COSV) ; du « *Bulletin d'information n°86* » de la direction de l'hôpital de Cholet ; du conseil scientifique dans sa « *Note d'alertes* » du 20 août 2021 (actualisée le 26 août 2021) ; etc.

Mais, Madame Carine Wolf-Thal ne semble accorder aucune attention à ces références officielles des autorités sanitaires et politiques nationales – françaises – et européennes. Elle prétend même que je ne lui ai adressé notamment « *que des titres de presse locale, des témoignages entendus à la télévision, ou des accusations non vérifiées* ». Serait-ce de la mauvaise foi ? Ou ces documents officiels ne lui seraient pas parvenus ? Lors d'un précédent, j'ai pu constater, comme l'a fait l'ancien conseil national de l'ordre des pharmaciens présidé par Madame Isabelle Adenot, que les pièces gênantes disparaissent des dossiers à l'ordre des pharmaciens. Parmi ces centaines de pièces disparues figurait notamment un rapport de l'inspection régionale de la pharmacie des Pays-de-la Loire qui a été établi suite à mon alerte de 2007 envoyée au procureur Général. J'avais envoyé ces nombreuses pièces au président du conseil central de la section H, Monsieur Robert Malhuret. L'actuel président de ce conseil central de la section H est Monsieur Patrick Rambourg.

Alors, en cas de disparition par magie de ces pièces – concernant ces vaccins miraculeux – des locaux de l'ordre des pharmaciens, Madame Carine Wolf-Thal est invitée à retrouver, et à lire si elle ne l'a pas déjà fait, le contenu de ces documents officiels. Ce contenu est disponible dans mon rapport d'avril 2022 qui a été remis à l'office parlementaire. Elle peut aisément accéder à ce rapport en se procurant mon livre « *Vaccins contre la Covid-19 : L'impossible consentement* ».

En janvier 2025, Madame Carine Wolf-Thal soutient encore, et avec aplomb, qu'il existe un « *consensus scientifique* » selon lequel la vaccination contre la covid-19 « *présente des effets indésirables limités au regard de son efficacité* ».

En ce début de l'an 2025, et concernant l'obligation vaccinale contre la covid-19, Madame Carine Wolf-Thal affirme encore, et sans réserve aucune, que « *dans un contexte de progression rapide de l'épidémie de Covid-19 accompagné de l'émergence de nouveaux variants* », le législateur a voulu « *protéger, du fait de la moindre transmission du virus par les personnes vaccinées, la santé des patients ainsi que celle des professionnels de santé, particulièrement exposés au risque de contamination compte tenu de leur activité* ». Elle ajoute qu'il « *s'agissait également de diminuer le risque de saturation des services hospitaliers, la vaccination réduisant fortement le risque d'hospitalisation en cas de contamination comme l'indiquaient déjà certaines études, et ainsi de garantir leur bon fonctionnement* ».

Mais, il faut le répéter. Ces affirmations et ces certitudes de Madame Carine Wolf-Thal sont contredites, de façon expresse, par les documents officiels précités, et cela depuis le mois de décembre 2020.

En 2025, Madame Carine Wolf-Thal semble figée dans le temps et dans l'espace. Elle se réfugie derrière « *certaines études* » dont elle ne livre pas les références. Elle tente de se cacher derrière l'imaginaire « *consensus scientifique* ». Elle voudrait bien se planquer derrière « *le législateur* ». Mais, elle semble oublier deux détails de taille. D'une part, elle oublie le communiqué de presse du 7 mars 2021 commun qu'elle a cosigné avec les six autres présidents des six autres ordres des professions de santé ; communiqué qui imposait cette obligation vaccinale aux soignants bien avant la loi du 5 août 2021 et avec ledit vaccin magique du laboratoire *Astra Zeneca*. Et d'autre part, elle oublie son solitaire communiqué de presse du 27 septembre 2021 qui heurte notre corpus juridique composé de textes nationaux, européens et internationaux.

En réalité, en 2025, Madame Carine Wolf-Thal aurait réalisé l'étendue de sa responsabilité en sa double qualité de pharmacien et de président du conseil national de l'ordre des pharmaciens. Elle est censée être une spécialiste du médicament. Elle avait un devoir d'éclairer et d'alerter notamment les médecins, les autres ordres professionnels, les pouvoirs publics, et la population ; en particulier sur lesdites incertitudes qui frappent même la composition (substance active, excipients), le procédé de fabrication, la reproductibilité des lots de ces vaccins miraculeux. Des incertitudes d'ordre pharmaceutique que les pauvres docteur Jérôme Marty et ses soutiens les professeurs Dominique Costagliola, Mathieu Molimard et Francesco Salvo ne seraient pas capables de voir.

D'ailleurs, dans cette correspondance reçue en ce début du mois de janvier 2025, Madame Carine Wolf-Thal m'indique avoir lu ma lettre publiée il y a quelques années. Elle y relève le *« plus grand crime jamais commis dans le domaine de la pharmacie depuis que j'ai commencé à exercer cette profession »*. Mais, Madame Carine Wolf-Thal évite de me préciser la date, l'objet et le(s) destinataire(s) de cette lettre.

Et d'un coup, je me trouve transporté quelques années en arrière. Le 14 mai 2013, je découvre quelques extraits d'un article publié par le journal *Le Figaro*. Son titre est : « *L'Ordre des pharmaciens, accusé de laxisme et de fraude sociale par la Cour des comptes* ». Son contenu mentionne l'inquiétude des magistrats de cette cour des comptes : « *Les magistrats réclament « un pilotage rigoureux des contrôles » par l'État, « au regard des risques de santé publique comme de coût pour l'Assurance-maladie* ».

Ces magistrats de la cour des comptes épinglent donc sévèrement, et avec des mots durs, cet ordre professionnel des pharmaciens dont le fonctionnement constaté présenterait notamment « *des risques de santé publique* » et un « *coût pour l'Assurance-maladie* ».

L'office parlementaire d'évaluation des choix scientifiques et technologiques (OPECST) n'est pas le seul organe, créé par la loi, qui a sollicité mon expertise en 2022.

En octobre 2021, et suite à une rencontre avec le procureur de la République, je prépare à ce dernier un dossier sur l'obligation vaccinale contre la covid-19. Le procureur de la République transmet ce dossier, fondé sur ces documents officiels publiés par les autorités sanitaires et politiques, au pôle santé du tribunal judiciaire de Paris.

Et après la publication en juin 2022 du constat de l'office parlementaire susmentionné, mon expertise est sollicitée cette fois par l'office central de lutte contre les atteintes à l'environnement et à la santé publique (OCLAESP) pour le compte de la cour de justice de la République (CJR). Le 27 septembre 2022, et à la demande de cet office, je transmets une note intitulée « *Dossier vaccin contre la Covid-19 : Information – consentement – dignité de la personne humaine. ALERTE : Article 40 du Code de procédure pénale* ».

Par ailleurs, et à la demande d'un avocat pénaliste, j'effectue une expertise suite au constat d'une cécité –

perte de la vue – chez un enfant d'une douzaine d'années quelques jours après l'injection de l'un de ces vaccins miraculeux. Cet enfant, devenu brutalement aveugle, se serait fait vacciner pour pouvoir continuer à jouer au football. Quelque temps après, et sans aucune concertation, le centre régional de pharmacovigilance (CRPV), territorialement compétent, rend les mêmes conclusions que les miennes.

De même, et à la demande d'un autre avocat pénaliste et ancien bâtonnier de l'ordre des avocats, je réalise une contre-expertise suite au décès d'un jeune homme quelques heures après l'injection de l'un de ces vaccins magiques. Quelques années plus tard, l'expert judiciaire s'oriente vers des conclusions similaires à celles que j'ai rendues.

Ce n'est pas non plus un hasard de voir « *le Responsable de la rubrique Vigilance* » de la revue indépendante « *Prescrire* » m'écrire, il y a plusieurs années déjà, ce qui suit : « *Vous avez remarqué une erreur dans ce texte qui a échappé à nos contrôles de qualité (...) Vous avez bien fait de nous alerter. La revue apprécie une telle lecture attentive. Nous prévoyons de publier dans le prochain numéro (...) une correction sur ce point, pour rétablir la vérité. Cordialement à vous* ».

Pour « *rétablir la vérité* », me dit la revue.

Lors de sa mise à jour, cette autorisation de mise sur le marché (AMM) du vaccin miraculeux contre la covid-19 des laboratoires *BioNTech/Pfizer* admet clairement l'existence d'effets indésirables cardiaques qui sont potentiellement mortels notamment chez les personnes jeunes et en bonne santé : « *Il existe un risque accru de myocardite et de péricardite après vaccination par Comirnaty. Ces pathologies peuvent se développer en l'espace de quelques jours seulement après la vaccination, et sont survenues principalement dans les 14* jours. Elles ont été observées plus souvent après la seconde vaccination, et plus souvent chez des hommes plus jeunes (voir rubrique 4.8). Les données disponibles indiquent que la plupart des cas se sont résolus. Certains cas ont nécessité un soin médical intensif et des cas d'issue fatale ont été observés ». Cette AMM établit donc un lien certain et direct entre ce produit magique protecteur de la santé et ces décès.

Et ces troubles cardiaques ne sont pas les seuls effets indésirables graves ayant intégré cette autorisation de mise sur le marché.

Dès le début de l'année 2021, ces troubles cardiaques ont été identifiés par la pharmacovigilance. L'agence nationale de sécurité du médicament et des produits de santé (ANSM) avait reconnu publiquement l'existence de ces effets indésirables cardiaques depuis au moins juillet 2021.

Mais, le mois suivant, ce vaccin miraculeux est rendu obligatoire pour tous les soignants notamment par ladite loi n°2021-1040 du 5 août 2021.

Et en ce mois de janvier 2025, Madame Carine Wolf-Thal, pharmacienne d'officine et présidente du conseil national de l'ordre des pharmaciens, persiste dans le déni.

« *C'est avec une émotion particulière que j'ai reçu les insignes de chevalier dans l'Ordre national de la légion d'honneur. Cette reconnaissance, je la partage avec l'ensemble de la profession.* » C'est ainsi que s'exclame Madame Carine Wolf-Thal ce 24 janvier 2023 sur le réseau social *Twitter (X)*, en joignant une photo qui la montre en compagnie de Monsieur Olivier Véran.

« *Cette reconnaissance, je la partage avec l'ensemble de la profession* », dit-elle. Que l'on me préserve, que l'on me protège de ce « *partage* ».

Mais, presque deux ans après un tel « *partage* », dans sa correspondance de ce mois de janvier 2025, Madame Carine Wolf-Thal ne se prononce toujours pas sur notamment le cas de ces milliers d'enfants de moins de 5 ans qui auraient été vaccinés sans autorisation de mise sur le marché, et avec des doses adultes. Elle ne le fait pas davantage sur le cas de ce jeune étudiant en médecine décédé juste après le communiqué commun du 7 mars 2021 publié par les sept ordres des professions de santé ; communiqué qui ordonnait aux soignants de se faire injecter le vaccin du laboratoire *Astra Zeneca*. Vaccin qui sera contre-indiqué quelques jours plus tard pour les personnes âgées de moins de 55 ans, comme ce jeune étudiant en médecine. Mais, ce dernier, lui, n'a pu, bénéficier de cette contre-indication tardive.

Ce vaccin du laboratoire *Astra Zeneca* a été écarté par la population dès que la transparence sur ses effets indésirables avait été mise en œuvre.

Ce produit serait victime de son caractère magique. Sa « *réputation* » a pris un coup. Elle a supporté le « *coût* » de cette transparence, comme le relève l'office parlementaire dès le 9 juin 2022.

Ce vaccin miraculeux avait pourtant des « *milliers d'années de recul* », voire des « *millions d'années de recul* » selon le docteur Jérôme Marty et ses grands soutiens les trois professeurs Dominique Costagliola, Mathieu Molimard et Francesco Salvo. Ces quatre célébrités sont ferrées par le juge disciplinaire ordinal, mais finalement relâchées.

Ces feuilles en papier, que je décide enfin de lire en ce début du mois de janvier 2025, ne me livrent toujours pas le secret de ces images qui me sont projetées dans le désordre, mais avec un rythme à la vitesse de la lumière. Je ne peux vous dire s'il s'agit d'un rêve, d'un mythe, d'une comédie, ou d'une réalité incontestable. Mais, ce qui est sûr et certain, c'est qu'une distance significative me place, désormais et définitivement, bien loin des propos tenus, ce 18 juin 2021, par le célèbre docteur Jérôme Marty lors de cette émission télévisée *Les grandes gueules* diffusée sur la chaîne de *Radio Monte-Carlo (RMC)*.

Une voix me dit que le trésor est en Italie. Ce pays m'est souvent proposé comme destination depuis le début de cette aventure improbable.

Je retourne alors sur le même marché de ce petit bourg situé près de Pérouse : *Cerreto di Spoleto*. Dans ce village réputé pour les ventes de produits miraculeux, je tente de fouiller davantage chaque recoin. Ma recherche me conduit vers d'autres feuilles. J'y découvre le réputé code de déontologie des médecins. Son article 39 m'indique : « *Les médecins ne peuvent proposer aux malades ou à leur entourage comme salutaire ou sans danger un remède ou un procédé illusoire ou insuffisamment éprouvé. Toute pratique de charlatanisme est interdite* ». Ces feuilles révèlent la définition du charlatanisme retenue par l'ordre des médecins : « *le charlatanisme, c'est l'exploitation de la crédulité publique* ». C'est par exemple « *annoncer sans raison que la maladie est très grave, pour se donner l'air d'accomplir un « miracle »* ».

Les choses semblent s'éclaircir un peu. Mais, j'ai cette pénible tendance à vouloir vérifier encore, et à croiser les sources.

Je regarde du côté des apothicaires. Je récupère leur code de déontologie. Je dis « leur » code, car ce film me suggère de quitter cette corporation. Mais, je vous redis que je ne sais toujours pas si je suis dans un rêve, ou dans un mythe, ou dans une comédie, ou dans une réalité.

Mes nouvelles recherches me dirigent vers l'article 10 du code de déontologie des pharmaciens. Je lis, et relis, ses écrits, ses dispositions, car j'ai le sentiment que cet article 10 est une copie du précédent article 39 qui s'impose aux médecins. Cet article 10 précise : *« Le pharmacien doit veiller à ne jamais favoriser, ni par ses conseils ni par ses actes, des pratiques contraires à la préservation de la santé publique. Il doit contribuer à la lutte contre le charlatanisme, notamment en s'abstenant de fabriquer, distribuer ou vendre tous objets ou produits ayant ce caractère ».* Et selon le conseil national de l'ordre des pharmaciens : *« Le charlatanisme est une pratique consistant à exploiter la crédulité publique et la détresse des patients en faisant passer pour efficace et sans danger un remède ou un procédé illusoire. Le pharmacien a le devoir de s'abstenir de toute participation ou d'encouragement à de telles pratiques, par exemple en vérifiant le statut du prescripteur. A été qualifiée de charlatanisme la vente au public de gélules à base d'huile de chimère, présentées comme de simples compléments alimentaires alors qu'il s'agissait de médicaments par présentation en raison de leurs allégations thérapeutiques ».* Cela semble concordant avec ce qui est exigé des médecins.

Le dictionnaire *Le Petit Larousse* définit ainsi le charlatan : *« Personne qui sait exploiter la crédulité des gens pour s'imposer quelque part ou pour vanter ses produits, sa science, etc. Personne qui vendait des drogues sur les places publiques. Afrique : Devin, guérisseur, sorcier ».*

Ma lecture recule.

Je reviens à ce jour précis du 24 mai 2022. Je me vois au Sénat. Lors de cette audition publique et contradictoire, j'informe à nouveau les parlementaires de l'office. Je leur dévoile la façon avec laquelle ont été analysés les dossiers concernant les décès survenus après cette inédite vaccination expérimentale, massive et magique ; ces décès ayant été déclarés aux centres régionaux de pharmacovigilance (CRPV). Je prends l'exemple du premier de la classe qui a le plus de recul, à savoir l'innovant et miraculeux vaccin des laboratoires *BioNTech/Pfizer*. Je sors le rapport « *n°18* » publié par l'agence nationale de sécurité du médicament et des produits de santé (ANSM). Je lis « *un total de 907 cas de décès déclarés à la date du 26/08/2021* ». Puis, juste après, une étonnante phrase jaillit de ce rapport : « *Uniquement les décès survenus chez des sujets nés vivants et d'âge inférieur à 50 ans font l'objet d'une analyse approfondie* », soit seulement « *36 cas de décès* » au « *total* » sur les « *907* » décès déclarés.

C'est comme si les personnes âgées de notamment 50 ans et plus n'auraient plus la personnalité juridique. Ils n'auraient plus ni obligations, ni droits. Et sur les « *36* » décès qui ont eu "le privilège" de cette « *analyse approfondie* », « *16* » décès sont considérés comme étant de « *cause inconnue* », et demeurent donc inexpliqués.

Si la méthode d'imputabilité officielle française – affichée par l'ANSM elle-même – est utilisée, la conclusion devrait être la suivante : le lien de causalité entre ces « *16* » décès et ce vaccin ne peut être écarté. Ce n'est pas ce qui a été fait par l'agence nationale de sécurité du médicament et des produits de santé (ANSM).

J'avance un peu dans le futur. Le 4 février 2025, je vois cette ANSM publier un nouveau bilan des effets indésirables de ces produits magiques. Je m'intéresse encore au premier de la classe, à savoir le vaccin des laboratoires *BioNTech/Pfizer*. Je consulte le « *rapport annuel n°21* ». Je regarde la partie qui concerne les cas de « *décès* » déclarés. Et je lis : « *2 cas de décès où l'étiologie du décès n'est pas déterminée* ». L'ANSM note donc 2 décès supplémentaires de cause inconnue qui viennent s'ajouter aux 16 décès relevés depuis le 26 août 2021. Entre ces deux dates (entre le 26 août 2021 et le 4 février 2025), je n'ai pas compté le nombre total des décès notifiés dont ceux étiquetés de cause inconnue. Car, cela ne semble servir à rien. L'alarme fonctionne. Mais, elle ne sonne plus. Elle est endormie. Dans ce spectacle magique, la pharmaco-somnolence se joint à la pharmacologie boursière. Elle oublie notamment la pharmacologie clinique.

Ce 4 février 2025, le premier cas de ces deux décès, considéré de cause inconnue, indique « *une mort subite chez une patiente ayant présenté à 2 reprises un malaise vagal (le premier dans l'heure suivant D1 [la première dose]* » du vaccin.

Le deuxième cas de ces deux décès, considéré lui aussi de cause inconnue, mentionne que la patiente « *a été retrouvée inconsciente au sol à J2 [au deuxième jour] par sa sœur* » après la deuxième dose.

Les autres cas de décès mentionnés, qui auraient une cause identifiée excluant celle du vaccin selon ce rapport, indiquent des décès survenus : « *le même mois* » de la première injection ; dans les « *48 heures* » ; « *61 jours* » après la première dose ; « *4 jours* » après la première dose ; « *29 jours* ». Pour un autre décès, le délai de survenu n'est pas précisé.

Pour le décès survenu à « *29 jours* » (J29), l'agence nationale de sécurité du médicament et des produits de santé (ANSM) note une « *réintroduction positive* », c'est-à-dire une réapparition d'un effet indésirable (une crise d'épilepsie) après une nouvelle dose du vaccin ; ici après la deuxième *(D2)* dose : « *Homme, âgé entre 90 et 99 ans : présente à J21 de D1, une crise d'épilepsie SAI avec* une réintroduction positive à J13 de D2 qui évolue vers un état de mal épileptique avec hospitalisation en urgence, puis mise en soins palliatifs. Décès à J29. Contexte d'AVC cérébral ischémique. Dossier très succinct ».

Mais, ce 4 février 2025, l'agence nationale de sécurité du médicament et des produits de santé (ANSM) proclame : « *Les résultats de ces enquêtes montrent à nouveau que les vaccins contre le Covid-19 sont sûrs* ». Désormais, elle dit juste « *sûrs* ». Elle ne dit plus « *Sûrs et efficaces* ». Or, sans « *efficaces* », point de « *sûrs* ».

Les vaccins contre la covid-19 sont « *sûrs et efficaces* », puis juste « *sûrs* », ensuite…

Je suis, à nouveau, excédé par la lecture de ce récent communiqué du 4 février 2025. Je l'étais déjà suite à la lecture du rapport « *n°18* » de 2021.

Les feuilles, elles, me comprennent. Ma lecture est brutalement interrompue. Je suis envoyé juste quelques mois en arrière. Je remonte au 7 mai 2024. J'entends des sons, des cris et des pleurs. De ce grand marché de l'information vendant massivement et sans interruption ces produits miraculeux, je vois le laboratoire *Astra Zeneca* retirer son vaccin magique contre la covid-19.

Je regarde vers un autre paysage et découvre que le vaccin du laboratoire *Janssen* est lui aussi introuvable. Sa carte grise est retirée. Il ne peut plus circuler.

Ça recule.

Brusquement, je suis ramené à ce jour du 23 mars 2024. À nouveau, j'atterris sur cette habituelle et grande place du marché de l'information dominé par les médias traditionnels. Je me trouve sur les stands d'*Ouest-France* et de *Presse Océan*. Le sujet concerne ce jeune étudiant en médecine qui est décédé trois ans plus tôt, en mars 2021. De ces colonnes médiatiques, un titre jaillit :

« Astra Zeneca. Etudiant décédé : « Médicalement, il est établi que le vaccin est la cause du décès ». »

Le *« mur médiatique »* semble fissuré. Les sons, les cris et les pleurs deviennent de plus en plus nombreux, de plus en plus fréquents, de plus en plus audibles, de plus en plus visibles. De ces mêmes stands bien visibles et surplombant ce marché de l'information, de grandes affiches prolifèrent sur le trottoir. Mon regard est capté par une phrase :

« Covid. Le Nantais tué par le vaccin. »

Mais, je ne sais toujours pas s'il s'agit d'un rêve, d'un mythe, d'une comédie, ou d'une réalité.

Tant ce mur est sourd et muet.

© 2025, Amine UMLIL

Édition :
BoD · Books on Demand,
31 avenue Saint-Rémy
57600 Forbach, bod@bod.fr

Impression :
Libri Plureos GmbH, Friedensallee 273,
22763 Hamburg (Allemagne)

ISBN : 978-2-3225-6933-5
Dépôt légal : mars 2025